Peter Konopka

Fit in der Lebensmitte

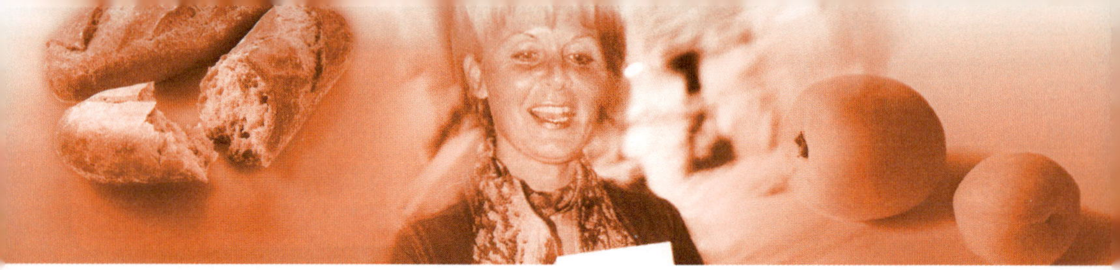

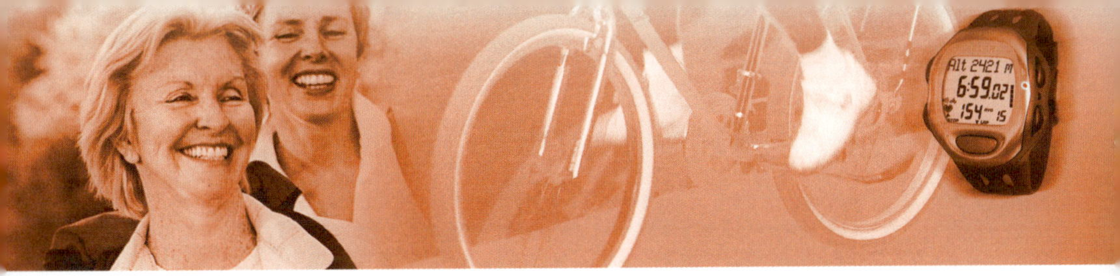

Peter Konopka

Fit in der Lebensmitte

Das Gesundheitsprogramm für Ihre Bestform

Econ

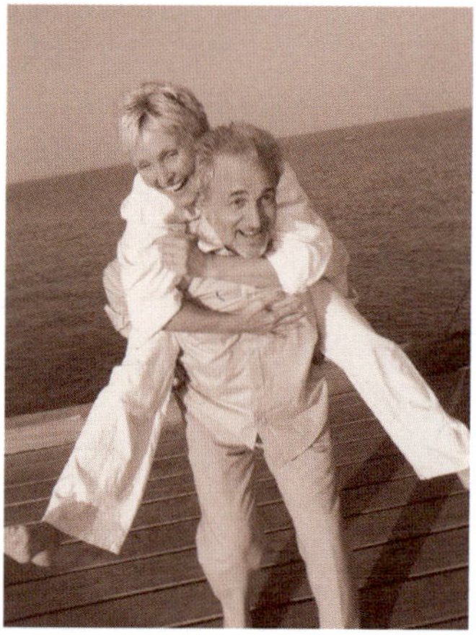

Glücklich, gesund und fit in die »BESTEN JAHRE«

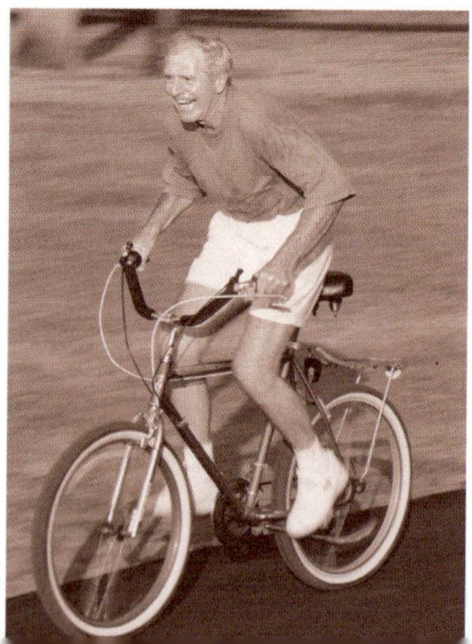

INHALT

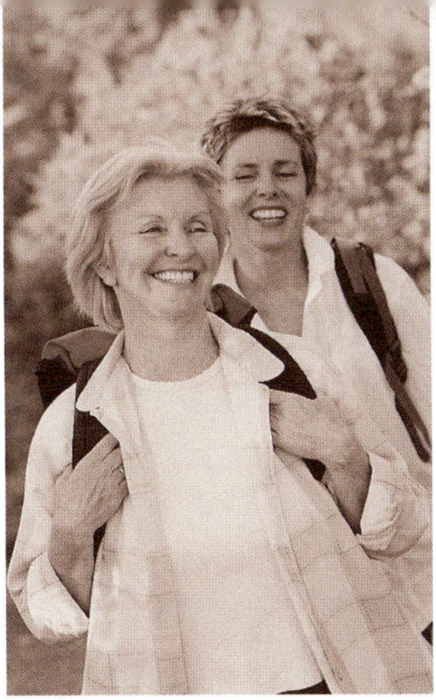

BEWEGUNG – das natürliche Anti-Aging

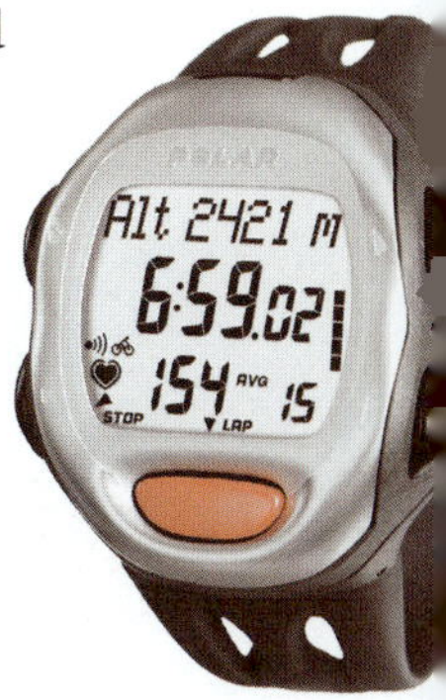

ERNÄHRUNG:
Was Ihr Körper wirklich braucht

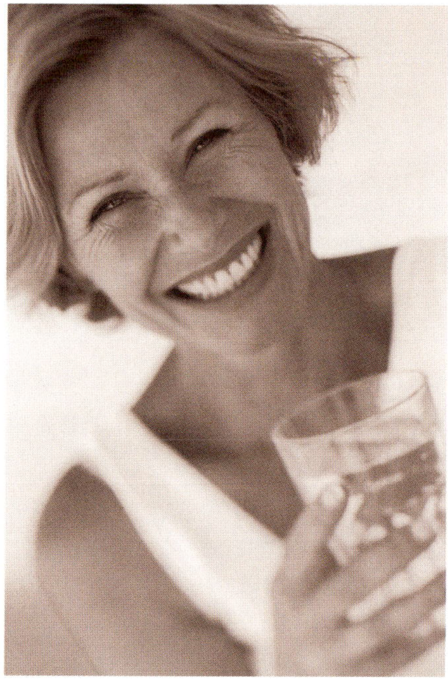

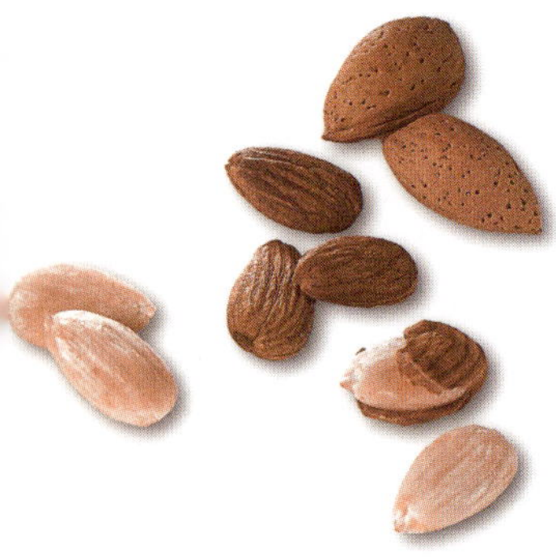

INHALT

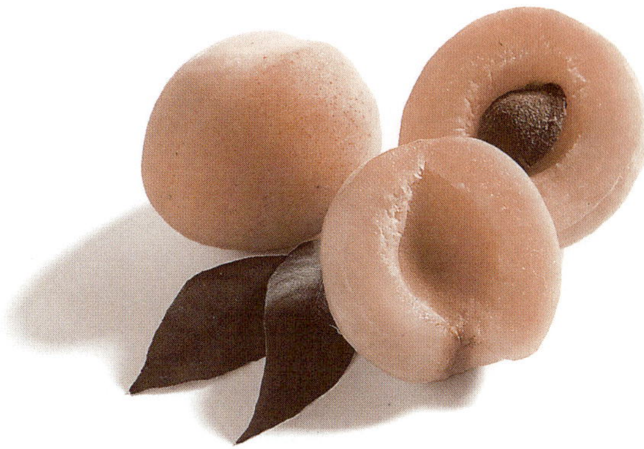

Vorwort

Forever young: bisher für viele nur ein nebulöser, irrealer Wunschtraum. Wird mit großem Erstaunen zunehmend als das erkannt, was es tatsächlich ist: banale Realität. In der Natur. Körperzellen von jungen und alten Tieren sind nun einmal nicht unterscheidbar. Ein Tier bleibt ewig jung. Es lebt die genetisch fixierte Lebensspanne mit gleichbleibender Vitalität und Lebensfreude.

Physikalisch läßt sich das an den Blutgefäßen der Tiere demonstrieren, die keine Arteriosklerose kennen. Sich nicht verengen wie beim Menschen, sondern zeitlebens gleichbleibend optimale Sauerstoffversorgung der Organe garantieren. Ein Tier kennt keinen Herzinfarkt. Bei uns steht der Gefäßtod an erster Stelle – verfrüht.

Dabei stehen dem Menschen genetisch programmiert etwa 120 Jahre zu. Eine Frohbotschaft, die er einfach nicht zur Kenntnis nimmt. Wir leben die Drohbotschaft: den typischen Leistungsknick ab dem 30. Lebensjahr, dramatischer Vitalitätsverlust ab dem 60. Lebensjahr, um dann im Rollstuhl mit 80 dahinzuscheiden. Würde einem Tier nicht einfallen.

Der Mensch also ist die Ausnahme. **Forever young** ist Alltag in der Natur. Und die Natur ist es auch, die uns die Gebrauchsanweisung, das Rezept für vitales Altern liefert. Wir brauchen nur die Augen aufzumachen. Was machen Tiere anders? Was machen die Hunza, das langlebigste Volk der Welt, anders? Die verblüffend einfache Antwort hat Ihnen ein Experte aufgeschrieben. Präzise auf den Punkt gebracht. Dr. Konopka: Arzt, Yogalehrer, Vollblutsportler, Bestsellerautor. Ein Mensch, der all das, was er Ihnen hier erzählt, auch selbst praktiziert. Täglich. Und deswegen wahrhaft Experte genannt werden kann.

Hören Sie ihm einfach zu. Destillieren Sie aus der Fülle seiner Ratschläge das für Sie Passende heraus, tun Sie's und … werden auch Sie **forever young**

wünscht Ihnen
Ihr
Dr. Ulrich Strunz

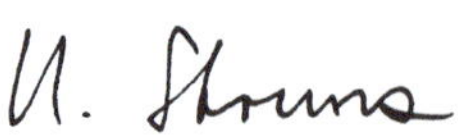

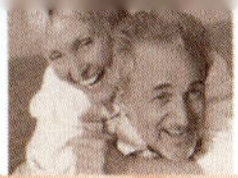

Einführung

Wenn Sie dieses Buch in die Hand nehmen und dabei das Gefühl haben, daß es Ihnen mehr geben kann, als Sie dafür ausgeben müssen – dann behalten Sie es! Denn es ist ein wichtiges Buch für den Menschen von heute, besonders in seiner Lebensmitte. Der Autor, der sich selbst in diesem Lebensabschnitt befindet, hat sich bemüht, sein Wissen in der Medizin, der Sportmedizin, der Ernährungsmedizin und der Entspannung zusammen mit seiner Lebenserfahrung in diesem und einem weiteren Buch verständlich weiterzugeben.

Die Lebensmitte ist vielleicht der wichtigste Abschnitt des gesamten Lebens. Hier kann und muß man die Grundlage für das weitere Leben bereiten. Um das zu erreichen, sollten Sie die vier Grundpfeiler der Gesundheit – Bewegung und Ernährung, Denken und Entspannung – zu wirklichen Pfeilern machen. In diesem Buch beschäftigen wir uns mit Bewegung und Ernährung – und zwar in dem Umfeld, in dem wir leben: der Zivilisation. Unser Ziel soll dabei sein, die Annehmlichkeiten der Zivilisation genießen zu können, ohne unter ihren Nachteilen leiden zu müssen. Das geht aber nur, wenn wir etwas dafür tun, und zwar nicht später, sondern jetzt. Die beste Grundlage für eine gute körperliche und geistige Gesundheit und Fitneß in der Lebensmitte wird durch eine richtig dosierte körperliche Aktivität und eine gesunde Ernährung gelegt.

Deswegen sind das die Hauptthemen dieses Buches. In einem weiteren Buch (»Entspannung und richtige Atmung«) beschäftigen wir uns dann mit den beiden anderen wichtigen Grundpfeilern der Gesundheit – dem Denken und der Entspannung. Erst wenn Sie beide Bücher gelesen haben, können Sie der Zukunft mit Freude und Optimismus entgegensehen.

In einer alten Schrift heißt es: »Versuche hundert Jahre alt zu werden und deine Pflicht zu erfüllen!« Mehr kann man nicht tun – und dieses und das folgende Buch sollen Ihnen dabei helfen.

Dr. med. Peter Konopka

Glücklich, gesund und fit in die BESTEN JAHRE

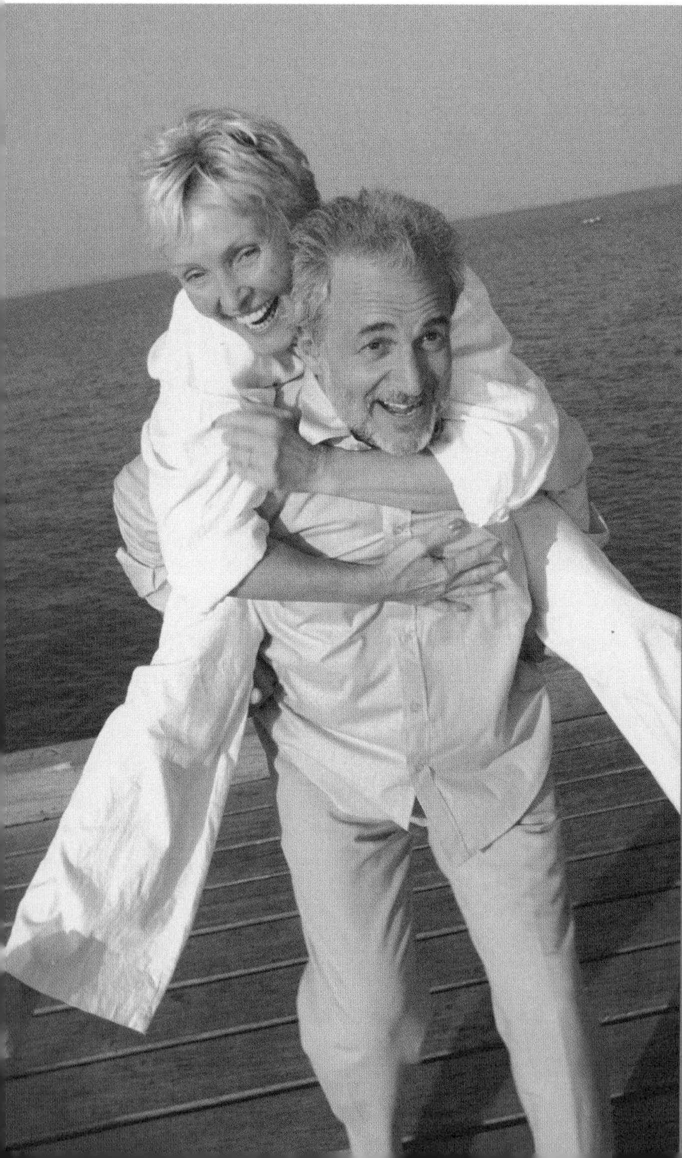

Man ist so jung wie man sich fühlt. Wenn man älter wird, fühlt man sich aber nicht jeden Tag gleich. Genauso wie es eine »gefühlte Temperatur« gibt, so gibt es auch ein »gefühltes Alter«. An manchen Tagen fühlt man sich wie zwanzig – und an anderen wie hundert. Wenn man es aber richtig macht, kann man sich immer mehr Tage seines Lebens wie zwanzig fühlen.

»

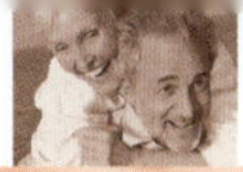

Was sind die »besten Jahre«?

Die besten Jahre des Lebens sind die, in denen man noch gesund und leistungsfähig ist und außerdem auf einen großen Schatz von Erfahrungen zurückblicken kann. Man schöpft gewissermaßen »aus dem Vollen«. Dabei darf man sich nicht durch Fehlvorstellungen, die man sich im Laufe seines Lebens angeeignet hat, blockieren, geistig einengen oder unflexibel machen lassen. Sondern man sollte versuchen, seinen Geist immer wieder aufs neue frei zu machen. Es gibt eine ganze Reihe von Menschen, die sagen: »Jetzt in der Lebensmitte fühle ich mich so richtig wohl.« Das sind meistens Menschen, die sich in ihrem Leben plagen und stark anstrengen mußten und jetzt in der Lebensmitte aufgrund ihrer Erfahrungen lockerer und mit weniger Krafteinsatz das gleiche erreichen. Eine weitere Erkenntnis, die man in der Lebensmitte hat, ist die, daß doch irgendwo im Hintergrund Naturgesetze wirken. Wenn man sie kennt und sich zumindest etwas nach ihnen richtet und dabei trotzdem Spaß am Leben hat, tut man sich viel leichter. Man muß nur erkennen, daß es diese Naturgesetze nicht nur für den Körper, sondern auch für Seele und Geist gibt. Der Mensch, der sich nur auf seinen »Kopf« – sein Kopfwissen und seinen Intellekt – verläßt, läuft trotz aller Analysen meist der Wirklichkeit hinterher. Wenn man aber in der Lebensmitte durch seine Erfahrungen eine gewisse innere Intelligenz entwickelt hat, wird man auch über mehr Gespür für die naturgesetzlichen Zusammenhänge von Körper, Seele und Geist verfügen. Und darüber wollen wir uns in diesem Buch Gedanken machen – mit dem Ziel, eine gesunde, harmonische Persönlichkeit aufzubauen, die kraftvoll und dynamisch mit Spaß und Freude die Gegenwart genießt und sich gleichzeitig intelligent auf das künftige Leben mit möglichst guter Gesundheit und Fitneß vorbereitet. Ein Sprichwort in Bayern heißt: »Man muß es halt nehmen, wie es kommt!« Aber der kluge Bayer ergänzt: »Aber man muß auch schauen, daß es so kommt, daß man es nehmen kann!« Die Frage ist nur die: Was kann man tun, daß es so kommt, daß man es gut nehmen kann – und wie kann man mit möglichst geringem Aufwand den größten Effekt erreichen? Zunächst aber wollen wir uns die Frage stellen, wie lange der Mensch überhaupt leben kann, damit wir wissen, wie lange wir noch Zeit für diese wichtigen lebensbegleitenden Maßnahmen haben.

Wie lange kann der Mensch leben?

Tatsache ist, daß die Lebenserwartung des Menschen seit 1840 (seitdem es einigermaßen zuverlässige Statistiken über die Lebenserwartung gibt) ziemlich regelmäßig und konstant pro Jahr um ein Vierteljahr zugenommen hat. Das heißt die Lebenserwartung des Menschen nimmt ziemlich geradlinig zu. Dieser Vorgang setzt sich immer noch weiter fort – und niemand weiß, wie lange sich diese Entwicklung noch so geradlinig fortsetzen wird. Meistens wird als obere Grenze der maximalen menschlichen Lebensdauer ein Lebensalter von 120 Jahren angegeben. Das würde uns eigentlich auch genügen. Bei den Kenntnissen, die wir heute haben, gilt weiterhin: Für jedes Jahr, das Sie länger leben, gewinnen Sie ein Vierteljahr hinzu!

Die Gründe dafür dürften zum großen Teil auf die Fortschritte der Medizin zurückzuführen sein, aber auch auf bessere Hygiene und eine aktivere Lebensgestaltung. Krankheiten wie eine Lungenentzündung, ein Oberschenkelhalsbruch und die meisten Infektionskrankheiten, die früher ein Todesurteil bedeutet hätten, sind heute kein Problem mehr. Der Preis dafür ist manchmal aber, daß man heute zwar vielen Menschen durch die moderne Medizin das Leben retten, aber nicht immer die vollständige Heilung erreichen kann. Man muß oft einen Restzustand des Leidens, d. h. ein chronisches Leiden, in Kauf nehmen. Der Mensch wird zwar älter an Lebensjahren, aber noch nie gab es so viele chronisch Kranke wie heute. Man sollte also rechtzeitig dafür sorgen, daß nicht nur die absolute Lebensspanne zunimmt, sondern auch die »Gesundheitsspanne«, damit man den Zu-

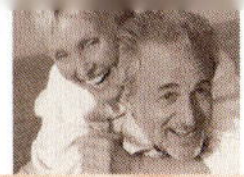

gewinn an Lebensjahren auch genießen kann. Nicht nur die Lebensspanne muß größer werden – sondern auch die Gesundheitsspanne!

Die mittlere Lebenserwartung

Man muß auch zwischen dem biologisch möglichen Höchstalter und der mittleren Lebenserwartung unterscheiden. Die mittlere Lebenserwartung gibt an, wie lange die Menschen einer bestimmten Bevölkerungsgruppe zur Zeit durchschnittlich leben und vermutlich leben werden. Sie hängt stark von äußeren Einflüssen ab, zum Beispiel der Ernährung, der medizinischen Versorgung und der Hygiene. Daher werden Menschen in Entwicklungsländern, obwohl sie meist in einer gesünderen Umgebung leben, durchschnittlich nicht so alt wie die Menschen in Industriestaaten, die eigentlich in einer viel ungesünderen Umgebung leben. In den Entwicklungsländern ist es meist um die Hygiene nicht so gut bestellt. Die Menschen sind unterernährt, leiden an Mangelzuständen, und es fehlen ihnen außerdem Notfallmedikamente bei bedrohlichen Zuständen. In Industrieländern ist zwar das Umfeld der Zivilisation für die Gesundheit eher ungünstig (siehe ab Seite 17), aber die medizinische Versorgung ist auf einem hohen Niveau – und Nahrung ist im Überfluß vorhanden. Die durchschnittliche Lebenserwartung hängt

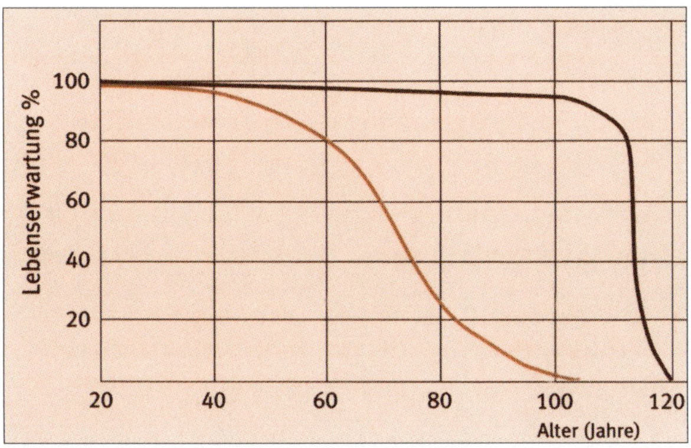

Die orange Linie kennzeichnet, wie die Kurve der Lebenserwartung zur Zeit verläuft. Wenn man alle Möglichkeiten der Prävention und der medizinischen Erkenntnisse anwenden würde, wäre es theoretisch möglich, daß die Kurve der Lebenserwartung wie die dunkle Kurve aussehen könnte.

also sehr stark von äußeren Bedingungen ab. Wenn man das erkennt, wird es einem sofort klar, daß man diese durchschnittliche Lebenserwartung am besten beeinflussen kann, indem die äußeren Bedingungen und die Lebensweise verbessert werden.

Das mögliche Höchstalter

Das biologisch mögliche Höchstalter dagegen gibt an, wie alt ein Lebewesen maximal werden kann. Das ist eine andere Sache. Dabei ist das Lebensumfeld zwar wichtig, aber umgekehrt garantiert ein besseres Lebensumfeld nicht automatisch ein höheres biologisch mögliches Höchstalter. Das ist zu einem größeren Teil doch genetisch bedingt und liegt nach dem heutigen Stand der Wissenschaft bei der obengenannten Grenze der Lebenserwartung von etwa 120 Lebensjahren. Es gibt Geschichten über besonders gesund lebende Völker, noch dazu meist in den entlegensten Winkeln der Erde, bei denen angeblich Menschen bis zu 130 oder gar 160 Jahren alt werden. Aber bei näherer Prüfung erweisen sich die Angaben – leider – immer als falsch.

Das genetische Potential würde es aber den meisten von uns erlauben, 100 Jahre oder älter zu werden. Während es heute schon sehr viele Menschen gibt, die über 80 Jahre alt geworden sind, so gibt es doch im Vergleich dazu noch relativ wenige, die 90 Jahre oder älter werden. Das heißt aber: Wir können noch einiges tun, um unser genetisches Potential voll auszuschöpfen. Am besten geht das, wenn man seinen Lebensstil verbessert und ihn dynamisch, positiv und gesund gestaltet, die Naturgesetze beachtet und trotzdem Spaß und Freude am Leben hat, damit die gewonnenen Lebensjahre auch einen Sinn haben.

Das biologische Alter

Aussagen wie »Sie haben sich aber gut gehalten!« und »Ihr Alter sieht man ihnen aber wirklich nicht an!« hört man recht gerne. Das mag manchmal ein Geschenk sein, aber oft ist es auch der Ausdruck dafür, daß man etwas dafür getan hat. Das biologische Alter sagt aus, wie fit und gesund man ist und welchem Alter diese Fitneß und Gesundheit zusammen mit dem Aussehen erfahrungsgemäß entspricht. So kön-

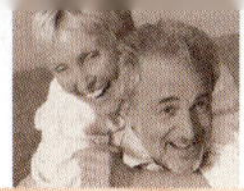

nen heute Menschen biologisch durchaus 10 bis 20 Jahre jünger erscheinen als sie dem Kalender nach sind. Je älter die Menschen werden, desto deutlicher wird es auch erkennbar, ob sie etwas für ihre Gesundheit tun oder nicht. Dabei muß es nicht immer Sport sein oder gesunde Ernährung oder eine »geschonte Jugend«. Wichtig ist dagegen eine gute geistige Einstellung: Freude, Begeisterung, Optimismus – sowie Ausdauer und Durchhaltevermögen. Der bekannte Münchner Komiker und Philosoph Karl Valentin hat einmal gesagt: »Heutzutage gibt es gar keine alten Leute nicht mehr (bayerische doppelte Verneinung) – denn die, die es noch gibt, sind alle noch von früher!« Und das stimmt auch: Die wichtigste Voraussetzung für jemand, der heute 100 Jahre alt wird, ist die Tatsache, daß er vor 100 Jahren geboren wurde. Wenn man sich einmal vergegenwärtigt, was solche Menschen in ihrem Leben alles mitgemacht, ertragen und ausgehalten haben, so wird man erkennen, daß es sehr vielschichtige Gründe gibt, die zu einem langen Leben führen. Möglichst lange und dabei biologisch jünger zu leben, wird vor allem durch das Prinzip der Überwindung möglich. Der Geist muß die Materie, d. h. den Körper, beherrschen und täglich aufs neue überwinden und in den Griff bekommen, um ihn zu einem stabilen Instrument zu machen. Dazu braucht man ein gewisses Maß an Disziplin – aber man tut sich auch hier leichter, wenn man die Naturgesetze kennt und anwendet. Biologisch jünger zu erscheinen und auch zu sein bedeutet aber vor allem, über eine optimale Gesundheit und Fitneß zu verfügen. Aber wieviel davon braucht man – und was bedeuten Gesundheit und Fitneß überhaupt?

Das Wesen von Gesundheit und Fitneß

Es ist gar nicht so einfach, den Begriff der »Gesundheit« zu definieren. Zumindest ist Gesundheit mehr als nur die Abwesenheit von Krankheit. Die Weltgesundheitsorganisation (WHO) beschreibt Gesundheit folgendermaßen: *»Gesundheit ist* *ein Zustand vollkommenen körperlichen, geistigen und sozialen Wohlbefindens.«* Diese Beschreibung ist ganz gut, weil sie zeigt, wie weitreichend der Begriff der Gesundheit aufzufassen ist. Aber, wie die Erfahrung zeigt, kann man trotz eines vollkommenen körperlichen, geistigen und sozialen Wohlbefindens hohe Blutfette oder einen erhöhten Blutdruck haben, ohne daß man etwas davon bemerkt. In der Pathologie, der Lehre von der Krankheit, heißt es: »*Gesundheit ist die vollkommene Anpassung an die Umwelt.«* Dabei wird unter Umwelt alles verstanden, was auf unseren Körper einwirkt, und zwar von außen und von innen. So ist dabei nicht nur die äußere Umwelt – mit Umweltfaktoren, Bakterien und Viren –, sondern auch unsere innere Umwelt gemeint mit allen Ebenen des menschlichen Daseins von Körper, Seele und Geist. Der griechische Arzt Hippokrates schließlich hat *Gesundheit als Harmonie der Lebensvorgänge* bezeichnet – und war damit von unseren heutigen Bemühungen, den Gesundheitsbegriff zu definieren, gar nicht so weit entfernt. Schließlich gehört auch der Gesundheitsbegriff der psychosomatischen Medizin dazu: »*Seelische Gesundheit ist die Befähigung, mit Konflikten konstruktiv umzugehen und über wirkungsvolle Verhaltensweisen in konkreten Lebenssituationen verfügen zu können.«*

Gesundheit kann also sehr unterschiedlich erklärt werden, hat aber bei allen Erklärungen viel mit Anpassung und einem harmonischen Gleichgewicht zu tun. Je besser man sich an sein ganz persönliches Lebensumfeld anpassen kann, desto mehr Aussicht besteht, gesund zu bleiben. Dazu gehört sowohl eine möglichst vollkommene Anpassung an das äußere Umfeld der Zivilisation wie auch an das seelisch-geistige Umfeld.

In dem Begriff der Fitneß sind Gesundheit, Leistungsfähigkeit und Leistungsbereitschaft kombiniert enthalten. Die Sportmedizin versteht unter Fitneß:

»*Eine gute Leistungsfähigkeit und Leistungsbereitschaft für eine spezifische Aufgabe.«*

Ziel wäre es also, zunächst einmal rein biologisch eine gute Leistungsfähigkeit zu entwickeln und aufrechtzuerhalten. Dazu muß in Beruf und Familie aber auch eine innere geistige Leistungsbereit-

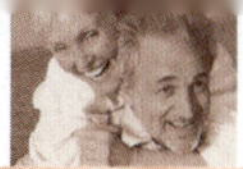

schaft hinzukommen, die uns Lust darauf macht, die geduldig aufgebaute biologische Leistungsfähigkeit auch anzuwenden (siehe auch Seite 36).

Schließlich ist es, vor allem in der Lebensmitte, wichtig, der Fitneß einen Sinn zu geben und sich zu fragen: »Warum und wozu möchte und sollte ich überhaupt fit sein?«

Manche fragen sich auch, ob man nicht auch ohne Fitneß gesund sein kann. Sicher ist das möglich. Jeder findet mit Sicherheit in seiner Umgebung einige Beispiele dafür. Aber Tatsache ist auch: Durch eine optimale Fitneß wird Gesundheit wahrscheinlicher und stabiler. Dabei kommt es auch auf das Umfeld an, in dem wir leben und in dem wir unsere Gesundheit und Fitneß aufbauen und erhalten wollen – nämlich in der Zivilisation. Sie ist angenehm (deswegen haben wir sie ja auch so geschaffen), aber sie hat neben den Vorteilen auch viele Nachteile, die man kennen sollte, um gesund und auch mit Lebensfreude in der Zivilisation überleben zu können.

Die Zivilisation – das Umfeld, in dem wir leben

Jeder Mensch sollte danach trachten, die Vorteile der Zivilisation genießen zu können, ohne unter ihren Nachteilen leiden zu müssen. Wer in der Zivilisation gedankenlos lebt und alle Vorteile und Annehmlichkeiten passiv übernimmt, wird fast immer irgendwann und irgendwie unter den Nachteilen der Zivilisation zu leiden haben.

Alle Naturvölker, die bisher in den »Dunstkreis der Zivilisation« geraten sind, haben diese Erfahrung machen müssen, obwohl sie bisher fit und gesund in freier Natur gelebt hatten. Ihr körperlicher Zustand und auch ihr Erbgut wären eigentlich recht gute Voraussetzungen für ein langes und gesundes Leben gewesen. Das Umfeld der Zivilisation ist nicht zu unterschätzen. Das mußten die Indianer in Amerika, die Beduinen in Afrika und die Aborigines in Australien erfahren.

Auch sogenannte Migrationsstudien zeigten, daß Menschen, die von einem Land in ein anderes ausgewandert sind, nach einiger Zeit die gleichen Zivilisationskrankheiten bekamen wie die dort lebenden Menschen. Das gilt vor allem für Herzinfarkte, Schlaganfälle, Stoffwechselstörungen, Übergewicht, Diabetes mellitus, Bluthochdruck und auch bestimmte Krebserkrankungen. Das Umfeld der Zivilisation kann also unsere Gesundheit und Fitneß sehr stark und sehr negativ beeinflussen – wenn wir zu passiv sind und keine vorbeugenden Maßnahmen gegen die schädlichen Einflüsse der Zivilisation ergreifen. Werden die krankmachenden Faktoren der Zivilisation aber erkannt, kann man etwas dagegen tun und den Zivilisationskrankheiten vorbeugen – und trotzdem Spaß an diesem der Zivilisation optimal angepaßten Leben haben.

Das ist so ähnlich wie beim Autofahren: Manche Verkehrsregeln sind einfach so, wie sie sind. Wenn eine Ampel rot ist, hält man eben an, auch wenn eine innere Stimme sagen würde: »Fahr weiter!« – und man muß deswegen auch nicht zum Psychiater, weil man etwas verdrängt hat und dann darunter leidet. Man hat sich daran gewöhnt, die Verkehrsregeln zu beachten und trotzdem Spaß am Autofahren zu haben. Genauso ist es beim Leben in der Zivilisation: Es gibt bestimmte Naturgesetze – vergleichbar den Verkehrsregeln beim Autofahren – die so sind, wie sie sind. Wenn man diese Naturgesetze so selbstverständlich beachten würde wie die Verkehrsregeln beim Autofahren, könnte man auf einfache Weise die Fähigkeit entwickeln, in der Zivilisation zu leben und trotzdem gesund und fit zu bleiben und auch lange mit Spaß und Freude zu leben – ohne Zivilisationskrankheiten.

Man muß dabei nur am strategisch richtigen Punkt ansetzen – an der Lebensweise, und sie dynamisch, positiv und aktiv gestalten.

GUT ZU WISSEN

Die sechs Hauptursachen der Zivilisationskrankheiten

- Bewegungsarmut
- Falsche Lebensweise
- Fehlernährung
- Überernährung
- Genußmittelkonsum
- Medikamentenmißbrauch

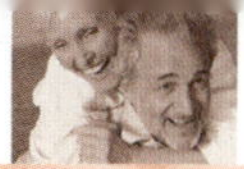

Die Hauptursachen der Zivilisationskrankheiten

Haben Sie das gewußt: Mehr als 80 Prozent aller Erkrankungen in der Zivilisation sind die Folge von nur sechs Hauptursachen. Und wenn man diese sechs Hauptursachen kennt, kann man einem Großteil der schädlichen Auswirkungen der Zivilisation ausweichen. Das ist in der Lebensmitte besonders wichtig, weil man hier noch das Ruder herumreißen, seinen Lebensstil ändern, die Schwachpunkte noch vollständig oder zumindest bis zu einem gewissen Grad ausgleichen und eine gute Grundlage für Gesundheit und Fitneß in der zweiten Lebenshälfte legen kann.

Bewegungsarmut

Wir selbst haben die Technik so weit entwickelt, daß wir uns kaum noch bewegen müssen: Autos, Fahrstühle und viele Maschinen nehmen uns körperliche Aktivität ab. Manche Menschen bewegen sich nur noch einige hundert Meter pro Tag, während es noch vor ein bis zwei Generationen 12 bis 15 Kilometer pro Tag waren. An ein so großes Ausmaß von Bewegungsarmut, das sich noch dazu in so kurzer Zeit entwickelt hat, sind unser Körper und unser Erbgut noch nicht angepaßt. Dadurch kommt es zu einer ganzen Reihe von Schwachpunkten und Erkrankungen, die unsere Gesundheit gefährden.

INFO GESUNDHEIT

Schwachpunkte und Erkrankungen, die durch Bewegungsarmut ausgelöst oder gefördert werden (sogenannte Hypokinetosen):

- Übergewicht und Folgeerkrankungen
- Funktionelle Herz-Kreislauf-Erkrankungen
- Leistungsschwäche von Herz, Kreislauf und Atmung
- Bluthochdruck
- Stoffwechselstörungen (Zuckerkrankheit, hohe Blutfette u. a.)
- »Nervöser« Reizmagen und Reizdarmsyndrom
- Durchblutungsstörungen und Thrombosen

Man bedenke: Allen diesen Schwachpunkten, Störungen und Erkrankungen gemeinsam ist die Tatsache, daß sie durch ein richtig dosiertes körperliches Training ursächlich oder symptomatisch gebessert oder ganz beseitigt werden könnten. Dadurch könnten viele Medikamente samt ihrer Nebenwirkungen eingespart werden. Stellen Sie sich mal vor, was das bedeuteten würde und wie viel besser man sich dann fühlte. Zu diesem Wohlgefühl kommen noch andere Vorteile, die für das Leben in der Zivilisation wichtig sind. So wird durch mehr Bewegung zum Beispiel das Immunsystem gestärkt. Auch Kopfschmerzen und Wetterfühligkeit werden geringer. Schließlich sprechen nicht nur gesundheitliche Gründe, sondern auch Zweckmäßigkeitsgründe für den Nutzen eines körperlichen Trainings. Im Jet-Zeitalter treten Klima- und Milieu-Veränderungen in kurzer Zeit und in einem Ausmaß auf, wie wir es früher nur nach wochenlangen Fahrten mit entsprechend langsamer Anpassung gekannt haben. Ein zu geringes Leistungsvermögen und ein nicht optimaler körperlicher Trainingszustand erschweren es, Umweltbedingungen, die sich akut und schnell ändern, fit und gesund zu ertragen. Eine gute Fitneß brauchen wir außerdem, um unsere Alltagsaufgaben zu bewältigen – auch bei ungünstigen und wechselnden meteorologischen Bedingungen (z. B. Föhn, Wetterumschläge). Schon die ab dem 30. Lebensjahr früh einsetzenden »Alterserscheinungen« sind meist nichts anderes als Anpassungsverluste, die als Preis für unsere Bewegungsarmut gedankenlos in Kauf genommen werden. Man sagt auch, daß ab dem 50. Lebensjahr jedes Jahr doppelt zähle. Das bedeutet in diesem Zusammenhang, daß das »gefühlte Alter« noch rascher zunimmt – wenn man nichts dagegen unternimmt. So ist in der Lebensmitte ein deutlich empfundener Leistungsverlust zum Großteil ein Anpassungsverlust als Folge der Bewegungsarmut. Das heißt aber auch: Diese sogenannten »Alterserscheinungen« sind gar keine, sondern nur ein Ausdruck der eigenen körperlichen Trägheit und Untätigkeit. Aber das kann man in jedem Lebensalter ändern! Wenn das so ist, dann könnte man einwenden:

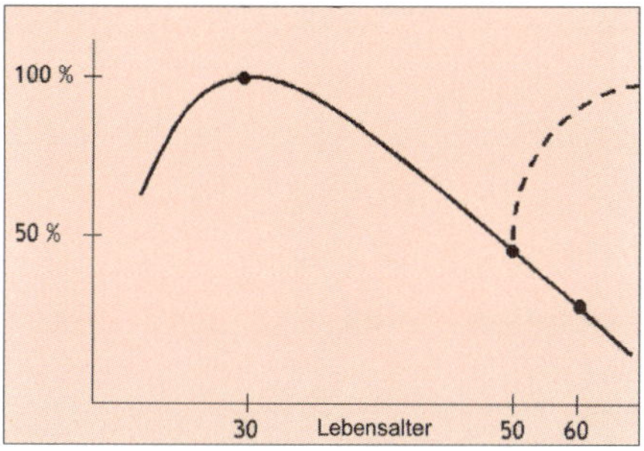

Die Leistungsfähigkeit des Menschen nimmt bei passiver Lebensweise in der Zivilisation kontinuierlich ab. In der Lebensmitte, etwa um das 50. Lebensjahr, hat sich die Leistungsfähigkeit bei den meisten Menschen halbiert (ausgezogene Kurve). Wenn man jedoch jetzt ein richtig dosiertes Training und eine entsprechende Lebensweise beginnen würde, könnte man im Idealfall die Leistungsfähigkeit wieder auf ein Niveau anheben, wie man es früher einmal hatte (gestrichelte Kurve).

»Dann warte ich eben, bis ich in Rente bin, weil ich dann mehr Zeit habe. Dann kann ich auch immer noch mit meiner körperlichen Aktivität beginnen.« Theoretisch wäre das schon richtig, weil man in jedem Lebensalter neu mit einem körperlichen Trainings beginnen kann. Aber eine wichtige Voraussetzung dafür ist, daß man das Rentenalter auch einigermaßen gesund erreicht. Und das ist schon nicht mehr so sicher, wenn man nicht jetzt beginnt, für diesen kommenden Lebensabschnitt günstige Voraussetzungen zu schaffen.

Falsche Lebensweise

Die Zivilisation mit ihrer Bewegungsarmut verleitet uns zu einer falschen Lebensweise – und dazu kommen noch Streß und Hektik, Aggressionen und innere Unausgeglichenheit, Stimmungsschwankungen und Bequemlichkeit. Diese Umstände und Faktoren verschleiern und blockieren aber allesamt unsere innere Intelligenz. Als der Mensch noch in freier Natur lebte, hatte er diese innere Intelligenz noch, eine innere Stimme, die ihm sagte, was richtig ist. Die Zivilisation und die durch sie ausgelösten falschen Verhaltensweisen haben zwar diese innere Intelligenz nicht zum Schweigen gebracht – aber der Zivilisationsmensch ist taub geworden, er nimmt seine innere Stimme nicht mehr wahr. Er braucht deswegen viele einzelne Ratschläge und Vorschriften, um irgendwie das Gefühl zu haben, daß er sich richtig verhält. Mit dem

Kopf alleine kann man aber sein Leben nicht auf Dauer richtig gestalten. So ist der Mensch nämlich nicht angelegt. Niemand kann auf Dauer mit ständigen Geboten und Verboten leben. Wir merken das im Alltag eigentlich selbst ganz gut: Wenn wir untätig sind – zum Beispiel am Feierabend, am Wochenende, an Feiertagen oder im Urlaub – macht der Körper mit uns, was er will – und man sagt achselzuckend: »Der Geist ist willig, aber das Fleisch ist schwach.« In Wirklichkeit stimmt aber dieser Satz überhaupt nicht; denn es ist genau umgekehrt: Das »Fleisch« ist so stark, daß der Geist nachgibt. Erst wenn der Geist willig ist und eine natürliche und dynamische Lebensweise anstrebt, könnte er erreichen, daß das »Fleisch schwach« wird. Dazu gehört aber ein bestimmtes Maß an Zielstrebigkeit, Disziplin und körperlicher Aktivität – so wie es auch bisher für den Menschen in der Natur vorgesehen war.

Fehlernährung

Es ist die durch die Zivilisation geförderte Bewegungsarmut und falsche Lebensweise, die den Menschen dazu verleitet, sich noch dazu falsch zu ernähren. Und es wurden und werden von der Nahrungsmittelindustrie sogar noch zusätzliche Produkte erzeugt, die es in der Natur bisher gar nicht gab, zum Beispiel »fast food«, Schokolade, Pralinen, Kuchen, Torte, Kekse und Alkohol. Gegen alle diese Produkte ist der Körper ziemlich wehrlos, weil er genetisch auf sie nicht vorbereitet ist. Wenn man aber einmal etwas »geschmeckt« und Gefallen daran gefunden hat, ist die magnetische Anziehungskraft dieser »Sinnesobjekte« so groß, daß man ihnen fast ausgelie-

INFO GESUNDHEIT

Beispiele für ernährungsabhängige Krankheiten

- Übergewicht
- Diabetes mellitus Typ 2
- Fettstoffwechselstörungen
- Bluthochdruck
- Gicht
- Fettleber
- Leberzirrhose
- Zahnkaries
- Schilddrüsenvergrößerung
- Mangelkrankheiten

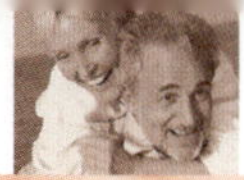

fert ist, wenn man sich nicht bewußt mit etwas Willenskraft und Disziplin durch geistiges »Loslassen« wieder von dieser Anziehungskraft befreit. Eß-Störungen und Worte wie Eß-Sucht, Brechsucht, Magersucht und Fettsucht bringen zum Ausdruck, wie stark diese suchtähnliche Anziehungskraft Leben und Persönlichkeit eines Menschen beeinflussen kann. Sicher sind Spaß und Freude am Leben wichtig – aber man sollte so intelligent sein, Spaß und Freude für die richtigen Dinge und Verhaltensweisen im Leben zu entwickeln. Der große indische Staatsmann und Yogi Mahatma Gandhi sagte einmal: »Wenn du deinen Gaumen nicht beherrschen kannst – wie willst du dein Leben beherrschen?« Man muß erst die als klein eingestuften Dinge des Lebens in den Griff bekommen, bevor man sich geistig weiterentwickeln und sein Leben bewußt gestalten kann.

Überernährung

Die Folge der Fehlernährung ist die Überernährung. Durch die falsch zusammengesetzte Nahrung erhält der Körper zu wenig Mikronährstoffe (Vitamine, Spurenelemente, Mineralstoffe und sekundäre Pflanzenstoffe), die zur Verarbeitung der Nahrung notwendig wären, und hat deswegen das Gefühl, daß ihm noch etwas fehlt. Daher hat er immer noch Appetit – auch wenn er bereits genügend Nahrungsenergie in Form von Kalorien zu sich genommen hat. Was der Körper an Nahrungsenergie aber nicht verbrauchen kann, weil er zu viel zu sich nimmt und sich zu wenig bewegt, das legt er als Fett im Fettgewebe ab. Dazu kommt noch, daß durch Bewegungsarmut und zu viele, schnell ins Blut »schießende« Kohlenhydrate (Zucker) der Insulinspiegel im Blut ansteigt (siehe auch Seite 93). Da Insulin aber nicht nur den Blutzucker in die Muskelzellen hineinbefördert, sondern auch die Fettzellen des Körpers mit Fett vollstopft, nimmt man ständig an Gewicht zu. Man wird also nicht fett durch Fett, sondern durch Kohlenhydrate, die schnell ins Blut »schießen«, den Blutzuckerspiegel rasch und stark erhöhen und deswegen viel Insulin anlocken, das seinerseits in seiner Funktion als »Masthormon« den Fettansatz fördert. Es tritt also die paradoxe Situation ein, daß der Mensch durch Fehlernährung an Mikronährstoffen innerlich »Hunger« leidet, während er durch Überernährung an Makronährstoffen (Kohlenhydrate und Fette) äußerlich »gemästet« erscheint. Nur wenn der Mensch in der Zivilisation intelligent genug ist, diese Zusammenhänge zu durchschauen, wird er eine größere Überlebenschance haben. Und nur wenn er willens und in der Lage ist, weniger zu essen und mehr auf die Qualität als auf die Quantität seiner Nahrung zu achten und trotzdem Spaß und Freude dabei zu haben, wird er auch in der Zivilisation gesund und fit bis ins hohe Alter überleben können.

Genußmittelkonsum

Wer nicht in Einklang und in Harmonie mit der Natur lebt, fühlt sich nicht ohne Grund disharmonisch, unzufrieden und nicht so richtig wohl. Und der Mensch neigt dazu, sich von den Naturgesetzen »abzusondern«, wobei der Wortstamm dieses Wortes mit dem Begriff »Sünde« übereinstimmt – unabhängig von jeder Religion und Weltanschauung. So spricht man zum Beispiel von »Ernährungssünden«. Man weiß schon selber, daß man sich irgendwie von den Naturgesetzen der Ernährung entfernt und »abgesondert« hat. Der Mensch kann sich, wenn er das will, sogar sehr leicht von den Naturgesetzen »absondern«; denn er hat ja einen freien Willen – er muß aber dann auch die Folgen tragen. Der Versuch, es umgekehrt zu machen und die Naturgesetze an das eigene Verhalten und an seine persönlichen Neigungen anzupassen, ist bisher immer schiefgegangen. Die Naturgesetze lassen sich nicht beeinflussen. Man kann sie nicht ändern. Man kann nur sich und sein Verhalten ändern, um sich ihnen anzupassen. Versucht man die Unlustgefühle, die sich als Folge des »Absonderns« von den Naturgesetzen einstellen, durch Genußmittel auszugleichen, kann das nicht der richtige Weg sein. Vor allem Alkohol und Zigaretten schaffen neue Probleme. Sie schädigen die Gesundheit, schwächen die Willenskraft und machen den Menschen abhängig und dadurch unfrei.

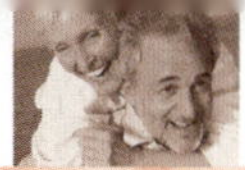

Durch einen übertriebenen Konsum von Genußmitteln wird die innere Harmonie noch mehr gestört, und es entstehen neue Unlustgefühle, die eine weitere Steigerung des Genußmittelkonsums zur Folge haben.

Das ist das größte Problem der Zivilisation, dem auch die meisten Naturvölker erlegen sind, wenn sie sich in die Zivilisation begeben haben. Es erscheint außerdem auch sinnlos, sich mit viel Aufwand um körperliche und geistige Fitneß zu bemühen und sich um eine gesunde Ernährung zu kümmern – sich aber gleichzeitig durch Zigarettenrauch über zweitausend verschiedene krebserzeugende und giftige Stoffe einzuverleiben. Auch kann eine noch so gesunde Lebensweise und Ernährung nicht die schädliche Wirkung eines Übermaßes an Alkohol auf Leber, Herz und Nervensystem ausgleichen. Manche Menschen sagen: »Wenn ich schon in jeder Lebenslage – in der Lebensweise, in der Ernährung, im Denken usw. – ständig aufpassen und mich zusammennehmen muß, dann brauche ich auch ein Ventil, um diesen Druck auszugleichen.« Und das sind meist Zigaretten, Alkohol oder Süßigkeiten, oder eben alles zusammen. Die Antwort auf diesen Einwand wäre: Man sollte lernen, so zu leben, daß einem das Spaß macht, was gesund ist! Lebe so, daß du gerne lebst und dir dabei die richtige Lebensweise und eine gesunde Ernährung zusammen mit einer gesunden, positiven geistigen Einstellung wirklich Spaß machen! Der Mensch des dritten Jahrtausends, der doch ein »neuer Mensch« sein will, sollte intelligent genug sein oder werden, um den richtigen Weg einzuschlagen. Er sollte in der Lage sein, sich seiner Sinne zu erfreuen – ohne von ihnen versklavt zu werden.

Medikamentenmißbrauch

Bei bereits bestehenden Krankheiten sollte man unbedingt die zu ihrer Behandlung notwendigen Medikamente einnehmen. Darum geht es hier nicht, sondern es geht um den Mißbrauch jener meist unnötigen Medikamente, die man nicht unbedingt braucht, zum Beispiel Schmerzmittel, Beruhigungsmittel und Schlafmittel. Der Mensch der Zivilisation, der sich selten so richtig wohl fühlt, sucht nach Auswegen, ohne sich dabei anstrengen zu müssen. Viele Menschen greifen schon bei geringen Schmerzen großzügig und fast reflexartig zu Schmerzmitteln. Sogar Kindern werden bereits bedenkenlos Schmerzmittel bei geringen Anlässen (meistens bei Kopfschmerzen) gegeben. Oder man gibt ihnen auch allzuleicht Beruhigungsmittel und Medikamente zur Förderung der Konzentration. Erwachsene neigen ebenso dazu, rasch einmal ein Beruhigungsmittel einzunehmen, anstatt sich vielleicht mit einer Entspannungsmethode zu befassen oder zu lernen, wie man sein Leben streßfreier gestalten kann und wie man mit Streß richtig umgeht. Und wenn man wegen Leistungsdruck, Angst, Sorgen und negativer Gedanken nachts nicht schlafen kann, wird oft kritiklos und gewohnheitsmäßig zu Schlafmitteln gegriffen. Schließlich leidet der Mensch der Zivilisation auch häufig unter Stimmungsschwankungen, wobei er besonders depressive Verstimmungen als lästig empfindet und daher Medikamente einnimmt, die eigentlich gegen eine echte Depression gedacht sind. Der Mensch der Zivilisation ist zunehmend nicht mehr bereit – und dann bald auch nicht mehr fähig –, im Leben normalerweise vorkommende Tiefpunkte, wie zum Beispiel Trauerfälle, Niederlagen, Stimmungsschwankungen oder einfach nur Unlustgefühle, aus eigener Kraft zu bewältigen und zu überwinden. Durch den allzu raschen Griff nach lebenserleichternden Medikamenten (und vielleicht sogar Drogen) verliert er allmählich immer mehr an Willenskraft und Stärke – ganz zu schweigen von den Nebenwirkungen dieser oft unnötigen Medikamente.

Risikofaktoren und Zivilisationskrankheiten

Es ist häufig der Fall, daß Menschen in der Lebensmitte bereits von einigen Zivilisationskrankheiten betroffen sind. Was kann man dann am besten tun?

Es gibt tatsächlich eine ganze Reihe von Erkrankungen, die man den Zivilisationskrankheiten zurechnet, wie zum Beispiel Zahnkaries, Verstopfung, Gallensteine, Darm- und Lungenkrebs sowie

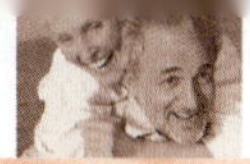

auch orthopädische Probleme wie Wirbelsäulenbeschwerden und Arthrosen. Besonders wichtig sind aber die durch Stoffwechselstörungen bedingten Zivilisationskrankheiten wie Übergewicht, erhöhte Blutfette, Diabetes mellitus Typ 2 (der sogenannte »Altersdiabetes«) und Bluthochdruck. Diese Zivilisationskrankheiten stellen wiederum die größten Risikofaktoren für die Arteriosklerose mit ihren Folgeerkrankungen dar wie Herzinfarkt, Schlaganfall und Durchblutungsstörungen.

Wenn man die Vielfalt der durch die Zivilisation begünstigten Erkrankungen und Risikofaktoren betrachtet, wird man vielleicht von selbst darauf kommen, daß man doch ab und zu, am besten aber in regelmäßigen Abständen zu seinem Hausarzt gehen sollte, um sich regelmäßig auf diese Risikofaktoren hin untersuchen zu lassen. Sicherlich ist das derzeitige Gesundheitssystem auf einem Weg, der den Gedanken der Vorbeugung (Prävention) nicht gerade fördert – aber ein moderner Mensch sollte selbst so klug sein, um zu erkennen, wie wichtig die Gesundheit ist. Manche Menschen scheuen sich auch davor, zu ihrem Arzt zu gehen – und zwar aus Angst. »Es könnte ja etwas dabei herauskommen«, denken sie und warten dann lieber noch ein bißchen, zumal wenn sie sich eigentlich ganz wohlfühlen. Wenn man sich wohlfühlt, können aber trotzdem zum Beispiel die Blutfette, der Blutzucker oder der Blutdruck erhöht sein. Diese Gedanken sind aber ganz normal, und viele Menschen haben sie. Aber eigentlich verhält man sich dabei nicht anders als jener Vogel Strauß, der den Kopf in den Sand steckt. Sollte aber nicht ein Mensch weiter sein als ein Vogel, der den Kopf in den Sand steckt? Dazu kommt noch: Wenn man dann wirklich beim Hausarzt war, ist es nachträglich gesehen gar nicht so schlimm, eher im Gegenteil, man fühlt sich erleichtert und denkt, man hätte das ruhig früher machen können. Damit der Entschluß, zum Hausarzt zu gehen, leichter fällt, wollen wir uns im folgenden die Bedeutung einiger Zivilisationskrankheiten bewußt machen und

GUT ZU WISSEN

$$\text{Body-Mass-Index (BMI)} = \frac{\text{Körpergewicht in Kilogramm (kg)}}{\text{Körpergröße (m) x Körpergröße (m)}}$$

Klassifikation von Übergewicht und Fettsucht (Adipositas) bei Erwachsenen nach dem Body-Mass-Index (BMI) (nach WHO 1998):

Einteilung	BMI (kg/m²)
Untergewicht	unter 18,5
Normalgewicht	18,5–24,9
Übergewicht	über 25
– Präadipositas (Vorstufe)	25–29,9
– Adipositas Grad I	30–34,9
– Adipositas Grad II	35–39,9
– Adipositas Grad III	über 40

auch kurz zeigen, wie man sie vielleicht auf ganz einfache Weise in den Griff bekommen kann. Denn nur dann hat der Traum von Gesundheit, Fitneß und Langlebigkeit eine realistische Grundlage.

Übergewicht

Es tut mir leid, diesen Risikofaktor als ersten nennen zu müssen, der doch in den Medien fast täglich besprochen wird. Aber es betrifft eben über die Hälfte der Menschen in der Lebensmitte. Dieses Thema ist außerdem inzwischen so breitgetreten, daß man vielleicht schon nichts mehr darüber hören mag – etwa nach dem Ausspruch von Wilhelm Busch: »Getretener Quark wird breit, nicht stark!« Alles, über das man täglich spricht, verliert an Kraft und Schärfe. Trotzdem wollen wir uns die wichtigsten Fakten über das Übergewicht doch einmal kurz und eindringlich bewußt machen. Wenn nach der wissenschaftlichen Definition heute über die Hälfte der Menschen in der Lebensmitte übergewichtig sind, könnte man sich natürlich fragen, ob dann Übergewicht in der Lebensmitte nicht vielleicht eine Art Normalzustand sei. Die Antwort auf diese Frage ist aber: Sicherlich neigt man in der Lebensmitte eher zur Gewichtszunahme – aber normal ist Übergewicht deswegen trotzdem nicht. Um den Grad des Übergewichtes in Zahlen auszudrücken, dazu gibt es verschiedene Methoden und Richtlinien. Aber eigentlich reicht zur groben Prüfung ein Griff in die Bauchhaut: Wenn man da eine Handvoll Fett in der Hand hält, ist das tatsächlich Fett und nichts anderes. Und dann sollte man abnehmen – so einfach wäre das. Wenn man jedoch einen objektiveren Maßstab vorzieht, sollte man den Body-Mass-Index (BMI) heranziehen und danach den Grad seines Übergewichtes festlegen – aber auch den Body-Mass-Index, den man als Ziel erreichen will (siehe Kasten).

Ob Übergewicht zu einem Risikofaktor wird und zu Folgeerkrankungen führt, hängt nicht nur davon ab, wieviel Fett man zuviel hat – sondern auch davon, wie es verteilt ist. So ist zum Beispiel die Fettverteilung nach der »Birnenform« weniger gefährlich, bei der sich das Fett vor allem an den Hüften und im Beckenbereich ablagert. Gefährlicher ist auf jeden Fall die Fettverteilung mit dem Schwerpunkt der Fettablagerungen im Bauchbereich (»Apfeltyp«), weil hier das Blut aus dem fettreichen Gewebe innerhalb des Bauches direkt in die Leber fließt und zu einer Erhöhung der Blutfette führt. Nach neueren Untersuchungen ist es daher nicht nur wichtig, den Grad des Übergewichtes durch seinen persönlichen Body-Mass-Index (BMI) zu bestimmen, sondern auch den

GUT ZU WISSEN

Taillenumfang (cm) mit erhöhtem Risiko für Stoffwechselstörungen

	Erhöhtes Risiko	*Stark erhöhtes Risiko*
Männer	> 94	> 102
Frauen	> 80	> 88

INFO GESUNDHEIT

Gesundheitsstörungen durch Übergewicht

Risiko erhöht	*Risiko mäßig erhöht*	*Risiko deutlich erhöht*
Dickdarmkrebs	Bluthochdruck	Diabetes mellitus
Brustkrebs	Herzerkrankungen	Gallensteine
Operationsrisiko	Gicht	erhöhte Blutfette
	Kniegelenkarthrosen	subjektive Störungen

Taillenumfang zu messen. Das Risiko für Stoffwechselkrankheiten ist bei Männern ab einem Taillenumfang von 94 cm erhöht, ab einem von 102 cm stark erhöht. Bei Frauen steigt das Risiko für Stoffwechselkrankheiten ab einem Taillenumfang von 80 cm und ist ab einem Taillenumfang von 88 cm stark erhöht. Ab einem Body-Mass-Index (BMI) von über 35 ist aber das Komplikationsrisiko auf jeden Fall unabhängig von der Fettverteilung und vom Taillenumfang stark erhöht.

Die negativen Auswirkungen des Übergewichtes sind vielfältig und können fast jedes Organ betreffen. Folgeerkrankungen des Übergewichtes sind vor allem Herzinfarkt, Bluthochdruck, verminderte Lungenfunktion, Diabetes mellitus Typ 2 und andere Stoffwechselstörungen, eine erhöhte Krebshäufigkeit (vor allem Dickdarmkrebs und Brustkrebs), Gelenkbeschwerden (Lendenwirbelsäule, Hüftgelenke, Kniegelenke) und eine meist mehr oder minder deutlich herabgesetzte Lebenserwartung.

Erhöhte Blutfette

Es erscheint ganz logisch, daß mit der Zeit bei Übergewicht auch der gesamte Fettstoffwechsel durcheinandergerät und gestört ist: Die Blutfette steigen an. Unter Blutfetten versteht man dabei sowohl die üblichen Fette (Triglyceride) wie auch das Cholesterin. Erhöhte Cholesterinwerte und erhöhte Triglyceride fördern beide einzeln und noch mehr, wenn sie beide gleichzeitig erhöht sind, die Entstehung der Ar-

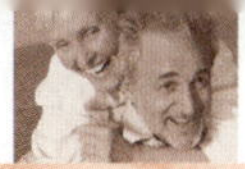

teriosklerose. Deswegen sollte man darauf achten, die Blutfette – also die Triglyceride und die Cholesterinwerte – in den Normbereich zu bringen. Beim Cholesterin kommt es darauf an, einmal den Gesamtwert zu senken (möglichst unter 200 bis 240 mg %) und innerhalb des Cholesterins das Verhältnis zwischen dem »guten« Cholesterin (HDL-Cholesterin) und dem »bösen« Cholesterin (LDL-Cholesterin) zugunsten des HDL-Cholesterins zu verbessern. Das geht am besten, wenn man vorhandenes Übergewicht abbaut und ein gewisses Maß an Ausdauertraining in seinen Lebensstil integriert.

Diabetes mellitus Typ 2

Diese Form der Zuckerkrankheit, die meist auch als »Altersdiabetes« bezeichnet wird, wird durch Bewegungsarmut, Übergewicht und falsche Ernährung gefördert. Der Begriff »Altersdiabetes« ist heute nicht mehr ganz richtig, weil zunehmend bereits jüngere Erwachsene und sogar schon übergewichtige Kinder an dieser Form des Diabetes mellitus erkranken, die übrigens über 90 Prozent der Diabetesformen ausmacht. In Deutschland rechnet man heute mit etwa fünf bis sechs Millionen Diabetikern und erwartet, daß diese Zahl bis zum Jahre 2010 auf mehr als 10 Millionen steigen wird! Der Diabetes mellitus Typ 2 ist zwar teilweise anlagebedingt – aber diese Anlage wird ganz eindeutig durch die heutige Lebens- und Ernährungsweise gefördert und erst dadurch zum Ausbruch gebracht. Vielleicht ist manchmal eine gewisse Insulinresistenz (siehe auch Seite 83) angeboren, d. h. die Muskelzellen sind gegen das blutzuckerregulierende Hormon Insulin resistent, so daß es nicht so gut in der Lage ist, den Blutzucker in die Muskelzellen hineinzuschleusen. Der Körper braucht mehr Insulin, um den gleichen Effekt zu erzielen. Die Bauchspeicheldrüse muß daher mehr Insulin produzieren, und der Insulinspiegel im Blut steigt an. Da aber Insulin, wie bereits gesagt, ein »Masthormon« ist, führt dieser erhöhte Insulinspiegel auch dazu, daß Fette in die Fettzellen hineingeschleust werden. Die Folge: Übergewicht –

ein Teufelskreis, der diese Form des Diabetes mellitus schließlich zum Ausbruch bringen läßt. Ein Mensch, der an Diabetes mellitus Typ 2 erkrankt, braucht meist zunächst zwar kein zusätzliches Insulin zu spritzen, aber später vielleicht, nämlich wenn die Bauchspeicheldrüse erschöpft ist und nicht mehr ausreichend Insulin produzieren kann. Und das ist immer dann der Fall, wenn man nicht rechtzeitig versucht, diese Insulinresistenz durch körperliche Aktivität, richtige Ernährung und Gewichtsabnahmediät abzubauen.

Bluthochdruck

Besteht eine angeborene Neigung zum Bluthochdruck, gibt es eine enge Beziehung zwischen Gewichtszunahme und Erhöhung des Blutdrucks. Auch die in der Zivilisationskost erhöhte Aufnahme von Kochsalz spielt hier eine fördernde Rolle. Gesund wären etwa sechs Gramm Kochsalz pro Tag – in der Zivilisationskost sind jedoch 12 bis 15 Gramm enthalten! Bewegungsarmut und Streß begünstigen eine Erhöhung des Blutdrucks, so daß auch hier eine echte Zivilisationskrankheit vorliegt. Wissen muß man allerdings, daß es auch Formen des Bluthochdrucks gibt, die andere Ursachen haben, oder Formen, deren Ursachen (noch) unbekannt sind. Den Blutdruck gibt man mit zwei Werten an, die in Millimeter Quecksilbersäule (Quecksilber = Hydrargyrum, abgekürzt Hg) gemessen werden (mm Hg). Der obere Wert sollte unter 145 mm Hg, der untere unter 85 mm Hg liegen. Maßnahmen wie Gewichtsabnahme, Ausdauertraining, Entspannung und kochsalzarme Ernährung sind in der Lage, die Senkung eines erhöhten Blutdruckes zu fördern.

Arteriosklerose

Die Arteriosklerose ist meist das Hauptproblem älterer Menschen. Sie wird vor allem durch die Risikofaktoren Übergewicht, Überernährung, Fehlernährung, erhöhte Blutfette, Bluthochdruck, Diabetes mellitus und Rauchen gefördert. Bei der Arteriosklerose gibt es verschiedene Verteilungsmuster: Der eine Mensch neigt mehr zu einer Verkalkung der Herzkranzgefäße, was zu einem Engegefühl in der Brust (vor allem bei Belastungen) oder zu einem Herzinfarkt führen

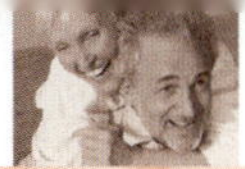

kann. Ein anderer Mensch kann einigermaßen gesunde Herzkranzgefäße haben – aber er neigt dazu, daß die Arterien seines Gehirns verkalken. Die Folge sind meist Störungen der Gedächtnisleistung bis hin zu der Gefahr eines Schlaganfalls. Bei wieder anderen Menschen kann die Arteriosklerose besonders in den Arterien der Beine ausgebildet sein (vor allem bei Rauchern). Das führt zu der sogenannten »Schaufensterkrankheit«. Man hat dabei schmerzende Beine und muß nach einer mehr oder minder langen Wegstrecke stehenbleiben und eine Pause einlegen. Damit das nicht so auffällt, verhält man sich so, als ob man nach dieser mehr oder minder langen Wegstrecke ein Schaufenster ausgiebig betrachten würde.

Auch wenn die Menschen einigermaßen gesund, d.h. ohne schwerere Erkrankung, in Zukunft 100 Jahre alt werden, wird die Arteriosklerose der das Leben begrenzende Faktor sein. Deswegen ist es besonders wichtig, dieser Allgemeinerkrankung rechtzeitig vorzubeugen.

Das tödliche Quartett

Es erfordert viel Aufwand, jeden der genannten Risikofaktoren – Übergewicht, erhöhte Blutfette, Diabetes mellitus Typ 2 und Bluthochdruck – einzeln in den Griff zu bekommen, um auf diese Weise der Arteriosklerose vorzubeugen. Weil diese vier Erkrankungen eine gemeinsame Ursache im Stoffwechsel haben, nennt man sie auch Stoffwechsel-Syndrom oder Metabolisches Syndrom (Metabolismus = Stoffwechsel). Da sie aber eine gemeinsame Ursache im Stoffwechsel haben, besteht auch die Chance, sie alle vier auf einmal, sozusagen »auf einen Streich«, günstig zu beeinflussen; denn alle diese vier Risikofaktoren haben oft eine gemeinsame Ursache, nämlich die bereits genannte Insulinresistenz. Ein auf Dauer erhöhter Insulinspiegel beeinflußt nämlich alle wichtigen Stoffwechselorgane. Die Insulinresistenz an den Muskelzellen führt zu einem erhöhten Blutzucker und mit der Zeit zu Diabetes mellitus Typ 2. Ein erhöhter Insulinspiegel stopft die Fettzellen voll mit Fett – und führt zu Übergewicht. Unter dem Einfluß des erhöhten Insulins auf die Leber werden die Blutfette erhöht. Und schließlich ist ein hoher Insulinspiegel in der Lage, durch Beeinflussung der Nieren den Blutdruck zu erhöhen. Auf diese Weise führt ein erhöhter Insulinspiegel über diese vier Risikofaktoren schließlich auch zur Entstehung einer Arteriosklerose. Wenn man aber die Insulinresistenz und den erhöhten Insulinspiegel beseitigt, ist es möglich, alle diese Risikofaktoren günstig zu beeinflussen. Das geht am besten, wenn man durch geeignete körperliche Aktivität (Ausdauertraining) die Muskelzellen für die Insulinwirkung sensibilisiert. In der Ernährung sollte man schnell ins Blut »schießende« Kohlenhydrate (Zucker) vermeiden, weil diese zu einer starken Insulin-Erhöhung führen. Und schließlich besteht eine enge Beziehung zwischen Gewichtsabnahme und Verminderung der Insulinresistenz, Verringerung der Blutfette und Senkung eines erhöhten Blutdrucks.

Wirbelsäulenbeschwerden und Arthrosen

Auch orthopädische Probleme wie Wirbelsäulenbeschwerden und Arthrosen großer Gelenke (Hüftgelenke, Kniegelenke) treten in der Zivilisation häufiger auf. Fälschlicherweise spricht man oft von »Verschleißerkrankungen«, wobei nicht der Verschleiß, also eine zu starke Beanspruchung, zu diesen Erkrankungen führt, sondern eher ein Bewegungsmangel. Sicher gibt es auch Arthrosen, die durch Fehlbelastung oder Verletzungen bedingt sind, aber das sind die selteneren Formen. Vielmehr gilt auch hier ein Naturgesetz, nämlich: *»Die Funktion erhält die Form.«* Durch Nichtgebrauch werden auch die Strukturen des Bewegungsapparates schwächer und für Störungen anfälliger. Vor allem die Wirbelsäule ist oft ein Problem des modernen Menschen. Fehlhaltungen der Wirbelsäule gibt es schon in großer Häufigkeit bei Schulkindern. Außerdem wird die Wirbelsäule durch den Büroalltag und durch das Sitzen am Computer völlig falsch belastet. Und vor allem Streß »schlägt sich auf die Wirbelsäule«, führt zu Verspannungen der Muskulatur und zu Verschiebungen und Blockaden der Wirbelgelenke. Da die Wirbelsäule sehr stark mit dem Nervensystem verbunden

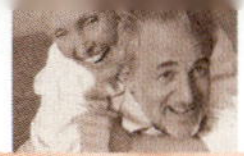

ist, kommt es bei Wirbelsäulenbeschwerden meist auch zur Fernwirkung auf andere Organe und Köperbereiche, wie zum Beispiel auf das Herz (Herzrhythmusstörungen), auf den Kopf (Kopfschmerzen), den Nacken (Nackenschmerzen) oder auch auf das Verdauungssystem (Bauchschmerzen, Magenbeschwerden, Reizdarm). Nicht umsonst heißt es in der psychosomatischen Medizin: *»Die Wirbelsäule ist die Spielwiese der Seele.«* Rückenbeschwerden sind auch im Berufsalltag sehr häufig und führen oft zu Arbeitsausfall und vorzeitiger Berentung. Man sollte also die Wirbelsäule nicht unterschätzen und Wirbelsäulenbeschwerden und Rückenproblemen rechtzeitig vorbeugen, am besten durch Wirbelsäulengymnastik und/oder Yoga verbunden mit einer guten Entspannungsmethode.

Abnahme der Leistungsfähigkeit

Zu all diesen durch die Zivilisation geförderten Beschwerden und Risikofaktoren kommt noch die Tatsache, daß einmal durch das Alter, aber vor allem auch durch die passive Lebensweise in der Zivilisation die Leistungsfähigkeit abnimmt – langsam, allmählich, fast unbemerkt, etwa ein Prozent pro Lebensjahr. Das merkt man zunächst überhaupt nicht. Wenn man aber etwa ein Drittel oder gar die Hälfte seiner früheren Leistungsfähigkeit eingebüßt hat, spürt man es schon: Man muß beim Treppensteigen mehr schnaufen, wird allgemein kurzluftiger bei vergleichbaren Belastungen und vor allem: Man wird auch schneller müde und ist geistig nicht mehr so fit und leistungsfähig wie früher. Man schreibt diese Abnahme der körperlichen und geistigen Leistungsfähigkeit gerne dem Altersprozeß zu. Aber in Wirklichkeit handelt es sich nur um Anpassungsverluste, die man durch eine aktive Lebensweise mit den richtigen Quantum an körperlicher Aktivität leicht wieder ausgleichen könnte. Trotzdem glaubt man das nicht so ganz, daß es so einfach sein könnte, und interessiert sich deswegen im mittleren Lebensalter für die heute propagierten und angepriesenen Anti-Aging-Methoden. Es gibt eine ganze

Reihe natürlicher Anti-Aging-Methoden, die man kennen sollte.

Länger jung bleiben – durch Anti-Aging?

Bei allem, was neu in Mode kommt, muß man heutzutage vorsichtig sein: Oft beschäftigen sich schnell Leute mit einem neuen Thema, um damit rasch Geld zu verdienen – und das zumeist ohne ausreichende Kenntnisse und Erfahrungen. Zumindest sollte es ein Arzt sein, dem man sich in Fragen des Anti-Aging anvertraut. Am besten ist es immer, seinen Hausarzt zu fragen, der einen über längere Zeit betreut hat und einen gut kennt. Im Idealfall hat er sich vielleicht selbst mit den Methoden des Anti-Aging auf seriöser Ebene befaßt oder kennt einen Kollegen, den er Ihnen empfehlen kann. Am Anfang sollte auf jeden Fall eine umfassende Untersuchung und Labordiagnostik stehen, die auch jene Schwachpunkte untersucht, die die Ursachen der leidigen Alterungsprozesse sind.

GUT ZU WISSEN

Sieben natürliche Möglichkeiten, jung zu bleiben

- Die körperliche Leistungsfähigkeit verbessern
- Die geistige Fitneß steigern
- Die Schäden durch freie Radikale vermeiden
- Das Immunsystem stärken
- Die Verzuckerung der Zellmembranen verhindern
- Die Erbsubstanz (Chromosomen) vor Schäden schützen
- Die Bildung der körpereigenen Hormone anregen

Die körperliche Leistungsfähigkeit verbessern

Die körperliche Leistungsfähigkeit ist der Ausdruck vieler Faktoren: Lebensweise, Ernährung, Mangelzustände, Krankheiten, Streß, Überforderung usw. – aber der Hauptgrund für vorzeitige Alterung und Leistungsabfall ist doch meistens ein Trainingsmangel. Man kann dies relativ einfach mit einer Ergometer-Belastungsprüfung beim Hausarzt feststellen und beurteilen lassen, ob die Leistungsfähigkeit noch altersentsprechend ist. Besser ist es jedoch, so leistungsfähig zu sein, wie es einem jüngeren Lebensalter entspricht, um im praktischen Leben noch über Leistungsreserven zu verfügen. Außerdem kann man durch eine Ergometer-Belastungsprüfung feststellen, ob das Herz belastbar ist. Ein Ergometer-Belastungstest, der nur über wenige Minuten geht, ist aber nur ein Baustein der Leistungsprüfung und sagt nichts darüber aus, wie lange man diese Leistung erbringen kann. Diese Frage kann man sich eigentlich nur selber beantworten. Für die Gesundheit am wichtigsten ist aber nicht die absolute Leistung, wie man sie bei einem Ergometer-Belastungstest prüft, sondern die Ausdauerleistungsfähigkeit, die sportmedizinisch »Ermüdungswiderstandsfähigkeit« bedeutet und die man über einen längeren Zeitraum (am besten über 30 Minuten hinaus) erbringen kann. Das heißt: Wie lange kann man sich körperlich mit einer gewissen Intensität belasten, ohne müde zu werden. Das wäre die ideale gesundheitsfördernde Fitneß. Und es ist durchaus möglich, mit dem richtigen Training oder einer richtig dosierten körperlichen Aktivität einen Leistungszustand zu erreichen, der dem einer 20 bis 30 Jahre jüngeren Person entspricht. Das wäre zunächst die einfachste, natürlichste und gesündeste Anti-Aging-Methode.

Die geistige Fitneß steigern

Oft hat man hat das Gefühl, daß das Gehirn mit zunehmendem Alter langsamer und schwerfälliger arbeitet. Man hat das Gefühl, daß man sich Fakten und Daten nicht mehr so zuverlässig merken kann wie in jüngeren Jahren. Ich sage mit Absicht: Man hat das »Gefühl«, daß dies so sei. Das hängt manchmal auch von der »Tagesform« ab. Ein Trost mag sein, daß bereits 25jährige manchmal das Gefühl haben, nicht so schnell wie 15jährige denken zu können – vor allem wenn man sich mit ihnen im Umgang mit Computern messen will. Studien haben aber ergeben, daß jüngere Menschen vielleicht schneller denken und auffassen können. Wenn man aber das Denkergebnis betrachtet, so ist das bei erfahreneren Menschen meistens besser. Es nützt nämlich nichts, nur Daten und Fakten im Kopf anzuhäufen, sondern man muß auch in der Lage sein, mit diesen Daten und Fakten etwas anzufangen. Man muß die Wertigkeit dieser Daten und Fakten erkennen können, um dann die richtigen Schlüsse für die richtigen daraus folgenden Handlungen ziehen zu können. Und das kann ein Gehirn mit Lebenserfahrung besser. Trotzdem ist es aber während des ganzen Lebens wichtig und auch möglich, die Funktion des Gehirns immer wieder und ständig zu verbessern und auf einem hohen Niveau zu halten. Denn auch für das Gehirn gilt – und das haben inzwischen viele Studien ergeben – das biologische Gesetz: *»Die Funktion erhält die Form«* (siehe auch Seite 34). Das richtige Denken und das Training der Merkfähigkeit sind also weitere wichtige und natürliche Anti-Aging-Methoden. Außerdem hat man festgestellt, daß es eine enge Rückkoppelung zwischen körperlicher Aktivität und geistiger Fitneß gibt. Ein richtig dosiertes körperliches Training verbessert auch signifikant und eindeutig die geistige Leistungsfähigkeit.

Schäden durch freie Radikale verhindern

Freie Radikale sind hochreaktive Atome oder Moleküle, denen in ihrer Elektronenschale ein Elektron fehlt. Deshalb ist das Atom oder Molekül sehr instabil und versucht, dieses fehlende Elektron anderen Atomen und Molekülen in der Umgebung zu entreißen. Dadurch werden die umgebenden Strukturen geschädigt, wie zum Beispiel Enzyme, Zellmembranen, Gefäßwände und sogar die Erbsubstanz (DNA). Um diese freien Radikale zu neutralisieren und unschädlich zu machen, gibt es natürliche Abwehrmechanismen innerhalb der Zellen, die das Gleichgewicht wieder herstellen und Schäden verhindern (siehe Seite 120). Mit zunehmendem Alter entstehen aus verschiedenen Gründen mehr freie Radikale – und gleichzeitig nimmt die Funktionsfähigkeit der Abwehrmechanismen ab, so daß der Körper durch zu viele freie Radikale geschädigt wird. Das bezeichnet man

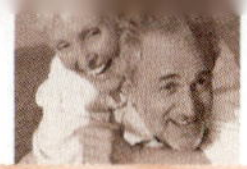

als oxidativen Streß. Der Körper kann also nicht nur psychisch, sondern auch chemisch »gestreßt« werden (siehe auch Seite 85). Aus diesen Gründen ist es eine sehr wichtige Anti-Aging-Maßnahme, den oxidativen Streß zu vermeiden oder auszugleichen. Am besten gelingt dies durch Hochregulierung der enzymatischen antioxidativen Schutzsysteme, durch richtig dosierte körperliche Aktivität (siehe Seite 85 f.), durch die Zufuhr von Spurenelementen, die die antioxidativen Enzymsysteme unterstützen (vor allem Selen und Zink), und durch die Aufnahme antioxidativer Schutzstoffe in der Nahrung (siehe Seite 122).

Das Immunsystem stärken

Das Immunsystem durchzieht den ganzen Körper und ist eng mit dem Nervensystem verbunden. Es ist ein komplexes Netzwerk aus zahlreichen miteinander kommunizierenden Immunorganen (Knochenmark, Milz, Thymusdrüse, Lymphknoten u. a.), Immunzellen und Immun-Botenstoffen. Zunächst dient das Immunsystem der Abwehr von Bakterien und Viren, aber auch aller anderen fremden Stoffe aus der Umwelt. Es ist wichtig zur Abwehr und Vernichtung von krankhaft veränderten körpereigenen Zellen, wozu auch Krebszellen gehören. Und schließlich hat das Immunsystem auch sehr viel mit dem Alterungsprozeß zu tun. Mit zunehmendem Alter wird es nämlich immer schwächer. Damit steigt die Anfälligkeit für Infektionen, die im Alter länger dauern, hartnäckiger sind und oftmals schwerer verlaufen als in jüngeren Jahren. Außerdem können mit zunehmendem Alter vermehrt sogenannte Autoimmunerkrankungen auftreten, bei denen das Immunsystem körpereigene Strukturen angreift, wie das zum Beispiel beim Gelenkrheuma der Fall ist. Und mit einem schwächeren Immunsystem wächst auch die Krebsgefahr. Bereits im mittleren Lebensalter läßt die Funktion des Immunsystems nach, vor allem wenn man passiv und bewegungsarm und vorwiegend in geschlossenen Räumen lebt. Das Immunsystem kann durch ein richtig dosiertes moderates Ausdauertraining, durch Abhärtung und durch die Zufuhr wichtiger Nährstoffe (siehe auch ab Seite 91) sehr wirksam gestärkt werden. Ein starkes und gut funktionsfähiges Immunsystem ist sehr wichtig für Langlebigkeit, Gesundheit und Fitneß des Menschen.

Die Verzuckerung der Zellmembranen vermeiden

Alle 60 bis 80 Billionen Körperzellen sind von einer eiweißhaltigen Zellmembran umgeben. Die im Blut kreisenden Zuckermoleküle (Glukose) haben die Neigung, sich mit den Eiweißstrukturen der Zellmembranen zu verbinden, ein Vorgang, den man »Verzuckerung« (Glykosylierung) nennt. Dieser Vorgang führt dazu, daß die Eiweiße miteinander verkleben und vernetzen und dann ihre Aufgaben nicht mehr richtig wahrnehmen können. Die Folgen dieses Alterungsprozesses sind eine Verhärtung des Bindegewebes und der Arterienwände, Trübung der Augenlinsen (Grauer Star), eine eingeschränkte Funktion der Nieren und nachlassende Nervenfunktionen. Bei Zuckerpatienten laufen diese Prozesse wegen des dauernd erhöhten Blutzuckerspiegels besonders schnell ab. Aber auch bei Menschen, die einen leicht erhöhten Blutzuckerspiegel aufweisen, treten diese Prozesse auf und führen zu einer vorzeitigen Zell-Alterung. Studien belegen, daß es bereits bei einem Nüchtern-Blutzucker über 110 mg Prozent und bei leichter Erhöhung des Blutzuckerspiegels am Tage zu einer derartigen Verzuckerung der Eiweiße kommt, so daß allein schon deswegen die Lebenserwartung verkürzt wird. Man sollte also auch aus diesen Gründen überschüssige Pfunde abbauen und sich regelmäßig bewegen, weil durch diese beiden Maßnahmen besonders erhöhte Blutzuckerwerte gesenkt werden.

Die Erbsubstanz vor Schäden bewahren

Alle unserer Körperzellen enthalten die gesamte Erbinformation auf insgesamt 46 Chromosomen. Mit zunehmendem Lebensalter gehen jedoch immer mehr Erbinformationen verloren, weil auch Chromosomen altern. Bei jeder Zellteilung

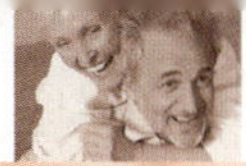

wird normalerweise eine völlig identische Kopie an die Tochterzellen weitergegeben. Mit zunehmendem Alter jedoch werden die Kopien unvollständiger. Vor allem die Endstücke der Chromosomen, die sogenannten Telomere, werden immer kürzer. Ein weiterer Grund für den Verlust von Erbinformationen sind die sogenannten Mutationen. Das sind Veränderungen im »Buchstaben-Code« der Erbsubstanz. Wenn in einem Wort ein Buchstabe falsch ist, kann man den Sinn des Wortes trotzdem vielleicht noch erfassen. Häufen sich jedoch diese Fehler, geht die Information dann doch verloren. Die Verkürzung der Chromosomen-Enden (Telomere) kann man heute noch nicht verhindern. Veränderungen in der Erbsubstanz (Mutationen) aus äußeren Ursachen kann man jedoch vorbeugen. Man sollte aus diesem Grund schädliche Strahlungen und Chemikalien vermeiden (zum Beispiel Sonnenbrand, Tabakrauch, Asbest u. a.). Des weiteren kann man der Schädigung durch Sauerstoffradikale vorbeugen, nämlich durch Hochregulierung der enzymatischen antioxidativen Schutzsysteme durch die richtige körperliche Aktivität (siehe Seite 85), durch eine antioxidantienreiche Ernährung (siehe Seite 119 f.) und möglicherweise zusätzlich durch die Zufuhr von Antioxidantien mit einer guten Nahrungsmittelergänzung (siehe Seite 148).

Die körpereigene Hormonbildung anregen

Mit zunehmendem Alter schwinden auch die Hormone. Mit Absicht wird dieser Alterungsgrund erst am Schluß genannt, weil er auch hierhingehört – niemals an den Anfang von Anti-Aging-Überlegungen. Hormone steuern wichtige Vorgänge, Stoffwechselprozesse und auch das Verhalten einer Persönlichkeit. Hier sollte man nicht künstlich und unkontrolliert eingreifen! Vergessen sollte man auch nicht, daß jedes Lebensalter seinen Sinn hat. Der Mensch sollte sich im Laufe seines Lebens vergeistigen und höhere Interessen entwickeln. Wenn man diesen Lebenssinn auf den Kopf stellt und mit zunehmendem Lebensalter der Jugend nachlaufen möchte, entwickelt man sich zurück, und es entsteht eine tragische, unharmonische und unnatürliche Situation, mit der ein Mensch auf Dauer nicht zufrieden sein kann. Außerdem hat die Zufuhr künstlicher Hormone auch andere, medizinische Nachteile (zum Beispiel beschleunigtes Krebswachstum, Bluthochdruck, Thrombosen, Herzinfarkte, Schlaganfälle u. a.). Das heißt, eine Hormonsubstitution gehört unbedingt in eine kundige ärztliche Hand, am besten in die eines Spezialisten für menschliche Hormone (Endokrinologe). Der bessere und natürlichere Weg ist der Ratschlag: Machen Sie Ihre Hormone selbst! Dann bleibt alles im natürlichen Gleichgewicht. Und das gelingt am besten durch eine Kombination einer richtig dosierten und regelmäßigen körperlichen Aktivität in Verbindung mit der Zufuhr jener Eiweißstoffe (Aminosäuren), die der Körper zum Aufbau seiner Hormone braucht.

Der vernünftige Weg

Aus den bisherigen Überlegungen erkennt man, daß ein intelligenter Mensch, vor allem in der Lebensmitte, sich seinen Lebensweg auch im Bereich von Fitneß, Gesundheit, Prävention und Anti-Aging ganz persönlich gestalten sollte. Dazu genügt es nicht, irgendein Fitneß- oder Ernährungsprogramm »durchzuziehen« oder sich durch jede Modeerscheinung beeinflussen zu lassen. Auch sollte man nicht plötzlich alles anders machen wollen. Man sollte vielmehr geduldig und allmählich wie ein Künstler an der Vervollkommnung seines Wesens arbeiten und seinen Lebensweg so gestalten, wie es der eigenen Natur entspricht.

Zunächst gilt es, die bisher genannten Schwachpunkte (falls sie vorhanden sind) zu beseitigen und (falls sie noch nicht vorhanden sind) ihrer Entstehung durch geeignete Maßnahmen vorzubeugen.

Dann sollte man sich intensiver mit den Naturgesetzen in allen Dimensionen der menschlichen Persönlichkeit – Körper, Seele und Geist – befassen und auf allen diesen Ebenen neue Stärken aufbauen. Ziel ist, möglichst lange fit und gesund zu leben und diesem Leben auch einen Sinn zu geben; denn man ist nicht auf dieser Welt, um

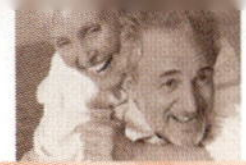

ständig Urlaub zu machen, sich auszuruhen und nur zu genießen. Auf diese Weise entwickelt man sich nicht weiter.

Ein Baum kann 1000 Jahre alt werden – aber er ist dann immer nur noch ein Baum. Auch ein Mensch, der nur körperbezogen lebt, entwickelt sich nicht. Der Mensch wächst dadurch, daß er seine Pflichten erfüllt und auf diese Weise immer neue Erkenntnisse gewinnt. Wenn man dann zusätzlich die Naturgesetze im Bereich von Körper, Seele und Geist anwendet, wird man bis ins hohe Alter fit und gesund – und vor allem eine harmonische Persönlichkeit bleiben. Der Grundstein dafür wird in der Lebensmitte gelegt – also jetzt!

Die vier Pfeiler der Gesundheit

Damit alle Stärken der Persönlichkeit optimal entfaltet werden, kann und muß man auf verschiedenen Ebenen etwas dafür tun. Um auch hier systematisch vorzugehen und das Erreichen dieses Zieles zu erleichtern, sind folgende vier Pfeiler der Gesundheit wichtig:

- Bewegung
- Ernährung
- Denken
- Entspannung

Bewegungsmangel führt zu falscher Lebensweise, zur Vernachlässigung der Ernährung, schließlich zu Genußmittel- und Medikamentenmißbrauch – sowie zu allen daraus entstehenden Folgeerkrankungen. Daher muß man zuerst den Bewegungsmangel beseitigen und dadurch ein besseres Körpergefühl entwickeln.

Dann wird man auch mehr Interesse an einer gesunden Ernährung haben. Man wird die Erfahrung machen, daß einem dann in zunehmendem Maße wirklich das schmeckt, was gesund ist. Und schließlich wird durch eine gesunde Ernährung auch wieder die körperliche und geistige Leistungsfähigkeit verbessert. Es greift also eines in das andere. Diese beiden Grundpfeiler der Gesundheit – Bewegung und Ernährung – sind die Hauptthemen dieses Buches.

BEWEGUNG – das natürliche Anti-Aging

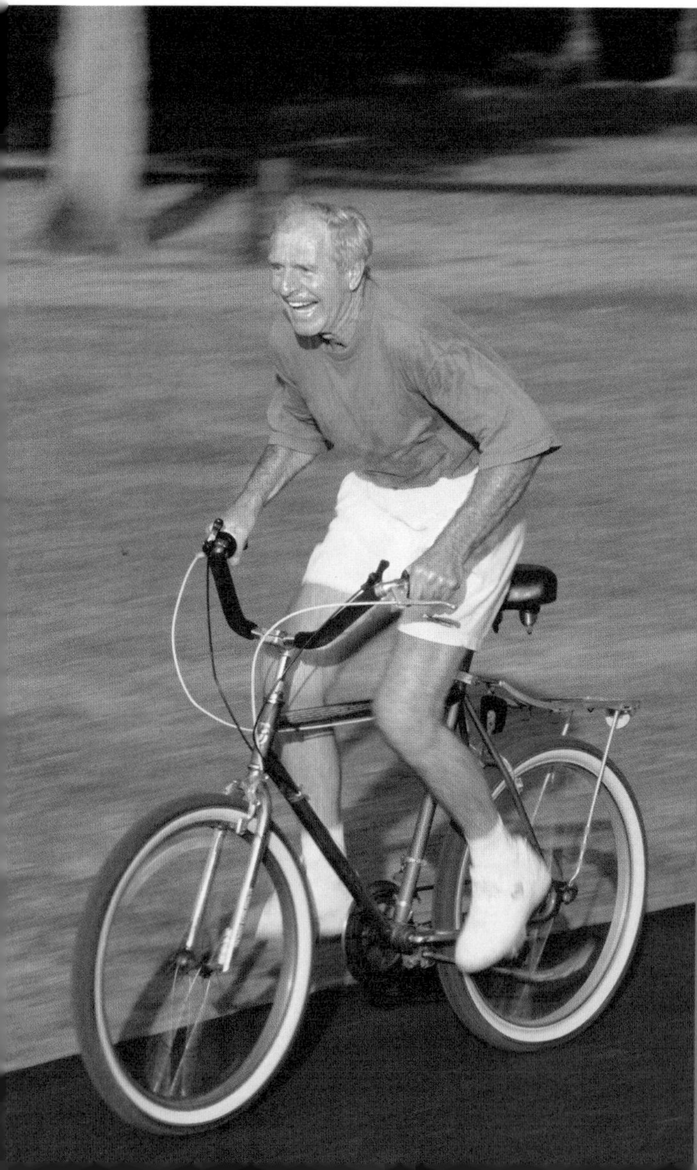

»Es ist der Geist, der sich den Körper baut«, sagt unser großer Dichter Friedrich von Schiller – und ein Sprichwort heißt: »Ein Jagdhund, den man zur Jagd tragen muß, taugt nichts.« Gesundheit und Fitneß müssen von innen heraus entwickelt werden. Daher ist die geistige Einstellung entscheidend, wenn es darum geht, eine Gewohnheit zu verändern.

>>

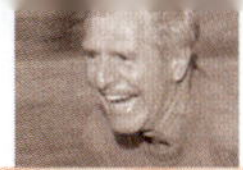

Gesundheit und Fitneß beginnen im Kopf

Der Körper ist nämlich sehr schlau und schickt ständig seine Spione aus, um uns zu überreden, doch das zu tun, was dem Körper am besten gefällt – nämlich zunächst einmal nichts. Und dafür gibt es auch Gründe und Argumente, die wir vielleicht jetzt, gleich zu Anfang dieses Kapitels, kurz besprechen und ausräumen wollen.

Drei lahme Argumente gegen mehr Bewegung

Als ich einmal in unserem Zentralklinikum die Treppen zum siebten Stock hinaufstieg, begegnete ich unserer Diätassistentin, die folgenden denkwürdigen Ausspruch tat: »Im Treppenhaus trifft man eigentlich nur Schlanke.« Das stimmt auch: Die Dicken und Trägen stehen unten vor dem Aufzug und warten mit unendlicher Geduld – ohne überhaupt daran zu denken, daß es möglich sei, bis in den siebten Stock hinaufzusteigen. Diese geistige Einstellung sitzt so fest im Gehirn, daß man sie zuerst beseitigen muß, bevor die Darlegung eines Fitneß-Programms einen Sinn bekommt. Im wesentlichen sind es meist folgende drei Argumente, die ein träger Körper immer wieder zum Gehirn hinaufschickt:

- Wenn ich mich nicht bewege, geht es mir gut – und wenn ich mich bewege, tut mir alles weh. Die Antwort ist: Wenn man sich nicht bewegt, wird das immer schlimmer, und man wird bald jeden Tag irgendwo Schmerzen haben. Wenn man mit einem Bewegungsprogramm beginnt, darf man sich nur nicht übernehmen und nicht zu schnell zu viel von seinem Körper verlangen. Je älter man wird, desto mehr sollte man sich nach dem Prinzip der Allmählichkeit (siehe Seite 73 ff.) richten, dem Prinzip der allmählichen Steigerung der Belastungsintensität.
- Ich kenne jemand, der hat Sport betrieben und hat nicht geraucht – und er ist trotzdem mit vierundfünfzig Jahren gestorben. Die Antwort: Sicher gibt es solche Fälle,

man muß sie nur immer genau untersuchen. Irgendeinen Grund wird es schon geben. Aber ich gebe zu, ein solches Beispiel ist nicht leicht zu entkräften, vor allem wenn der Körper dessen, der sich mit dieser Frage beschäftigt, sich nicht bewegen will und das Gehirn daran zu hindern versucht, die Botschaft von mehr Bewegung aufzunehmen. Tatsache ist aber auch, daß die meisten Hundertjährigen überwiegend gesund gelebt und sich viel bewegt haben.

- Als letzter Trumpf wird dann der Spruch Churchills strapaziert. »No sport«, soll er gesagt haben. Wenn man nur das Alter sieht, das Churchill erreicht hat, könnte man ihm vielleicht zustimmen. Aber er hat dieses Alter nach sieben Schlaganfällen mit Hilfe von acht Leibärzten und im Rollstuhl erreicht. Wenn man das will, könnte man ihm beipflichten. Man sollte aber dann auch den ganzen Satz zitieren. Der hieß nämlich: »No sport, only whisky.« Mehr war ihm nämlich leider nicht geblieben. Heute gibt es 85jährige, die noch ganz gut mit dem Rennrad trainieren.

Im übrigen ist es nicht wichtig, was andere tun oder nicht tun, sondern was man selber für richtig hält und in die Tat umsetzt.

Zehn Top-Gründe für mehr Bewegung

Diesen drei häufig gebrauchten und inzwischen schon etwas abgenutzten Gegenargumenten wollen wir, auch gleich jetzt am Anfang, zehn Top-Argumente für mehr Bewegung und Sport gegenüberstellen (modifiziert nach U. Pramann). Entscheiden Sie selbst, welche Argumente für den intelligenten Menschen besser klingen.

1.

Bewegung verbessert die Sauerstoffversorgung

Wenn man wieder mit einer sportlichen Aktivität beginnt, werden im Körper eine ganze Reihe von Anpassungsvorgängen ausgelöst. Es sprießen neue Blutgefäße in den Muskeln und im Herzen, um die Zellen besser mit Sauerstoff zu versorgen. Die Arterienwände werden elastischer und erweitern sich bei Belastungen. In den Muskelfasern bilden sich mehr und größere Mitochondrien (»Kraftwerke« der Zellen). Die Enzyme des Energiestoff-

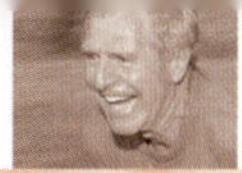

wechsels werden hochreguliert und funktionieren besser.

2.

Bewegung verbessert die Herzleistung

Durch regelmäßige Bewegung wird der Herzmuskel kräftiger und lernt, ökonomischer zu arbeiten. Dadurch wird das Herz leistungsfähiger. Der Ruhepuls, der Puls bei vergleichbaren Belastungen und auch der Blutdruck sinken. Dadurch wird das Herz entlastet und geschont.

3.

Bewegung verbessert die Durchblutung

Durch Ausdauertraining kann die Zahl der kleinen Blutgefäße (Kapillaren) auf das 30- bis 50fache ansteigen. Außerdem bilden sich neue Querverbindungen zwischen den Kapillaren (Kollateralen). Auf diese Weise wird die gesamte Durchblutung aller Gewebe und Organe bis zum 15- bis 20fachen gesteigert. Das gilt besonders für die Muskulatur, für das Herz – und für das Gehirn.

4.

Bewegung stärkt die Muskeln

Durch körperliche Aktivität werden die Muskelfasern kräftiger und leistungsfähiger. Manchmal wird auch die Zahl der Muskelfasern erhöht. Da die Muskeln zusätzlich mit mehr Mitochondrien (»Kraftwerken«) und mehr Blutgefäßen ausgestattet sind, können sie insgesamt mehr Leistung über längere Zeit erbringen.

5.

Bewegung ist wichtig für die Gelenke

Genau wie die Muskeln brauchen auch die Gelenke regelmäßige Bewegung, damit sie auf diese Weise durch die Funktion in einem guten Zustand gehalten und optimal mit Nährstoffen versorgt werden. Denn die Gelenke haben keine eigenen Blutgefäße und brauchen die Funktion durch Bewegung, um besser mit Nährstoffen versorgt zu werden.

6.

Bewegung fördert erholsamen Schlaf

Der Körper ist von Natur aus an den regelmäßigen Wechsel zwischen Belastung, Ermüdung und Erholung gewöhnt. Der Schlaf wird erst dann so richtig erholsam, wenn man sich vorher körperlich belastet hat und so auf gesunde Weise müde geworden ist.

7.

Bewegung macht schlank
Durch Diäten allein wird man auf Dauer nicht schlank. Nur eine richtig dosierte Bewegung in Verbindung mit einer dauerhaften Ernährungsumstellung ermöglicht es, das Wunschgewicht zu erreichen und zu halten. Bewegung reguliert den Appetit, verbrennt Kalorien, fördert den Fettstoffwechsel und verstärkt die Aktivität der fettabbauenden Enzyme.

8.

Bewegung hilft dem Darm
Durch regelmäßige Bewegung funktioniert auch die Verdauung besser. Menschen, die sich viel bewegen, leiden nur selten unter Verstopfung. Die Darmtätigkeit wird durch körperliche Aktivität angeregt, so daß sich der Körper besser von Giftstoffen befreien kann. Außerdem werden auch krebserzeugende Stoffe besser ausgeschieden.

9.

Bewegung macht resistenter gegen Streß
Moderates Ausdauertraining baut Streßhormone ab, stärkt das parasympathische Nervensystem, das die Ruhelage des Organismus stabilisiert, und erhöht die psychophysische Stabilität.

10.

Bewegung steigert das Wohlgefühl
Bewegung steigert Selbstvertrauen, Zufriedenheit und Wohlbefinden. Durch die körpereigenen Endorphine hat man weniger Schmerzen – und man fühlt sich insgesamt wohler.

Die richtige geistige Einstellung

Der Körper unterliegt dem Gesetz der Trägheit und sucht daher zunächst Argumente dafür, sich nicht bewegen zu müssen, zumindest am Anfang. Er wird meist die drei genannten lahmen Gründe anführen. Wenn wir aber die zehn Top-Gründe, die für eine richtig dosierte vernünftige Bewegung sprechen, mental dagegen halten, wird es uns

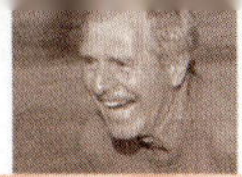

leicht fallen, anzufangen. Denn der Lohn, der uns winkt, ist weit größer als der Aufwand, den wir betreiben müssen. Wenn wir diese geistige Einstellung erreichen – und zwar lebenslang –, haben wir die beste Grundlage für unsere körperliche und geistige Fitneß gelegt. Am Anfang braucht man dazu etwas Willenskraft, bis sich nach einiger Zeit eine Gewohnheit daraus entwickelt hat. Dann braucht man keine Willenskraft mehr dazu; denn dann »läuft« es von alleine.

Natürliches Anti-Aging – durch Bewegung

Leben ist Bewegung – und Bewegung ist Leben. Unser Körper ist für Bewegung geschaffen, auch heute noch, genau wie vor zwei Millionen Jahren. Auch in der Zivilisation ist ein gewisses Maß an Fitneß erforderlich. Die Natur paßt sich immer an das an, was von ihr verlangt wird. Wenn wir unseren Körper nicht beanspruchen, bilden sich seine Strukturen und Funktionen zurück. Es kommt zu Anpassungsverlusten, die wir als Leistungsabfall und vorzeitige Alterserscheinungen empfinden, und zu den genannten Zivilisationskrankheiten. Nur durch eine gesunde und richtig dosierte Bewegung können Muskeln, Bänder, Sehnen, Gelenke, Knochen, die inneren Organe wie Herz, Kreislauf und Atmung sowie die Stoffwechselvorgänge ein Leben lang optimal funktionieren.

> **GUT ZU WISSEN**
>
> **Biologisches Grundgesetz:** Struktur und Funktion eines Organs werden bestimmt vom Erbgut sowie von der Qualität und Quantität seiner Beanspruchung.

Mit zunehmendem Alter gewinnen durch Bewegungsmangel begünstigte Zivilisationskrankheiten und vorzeitige Alterserscheinungen immer mehr an Bedeutung. Unser Körper mit seinen Geweben und Organen braucht das ganze Leben lang eine bestimmte Dosis an körperlicher Bewegung, um die

> **INFO GESUNDHEIT**
>
> **Bewegungsmangel:**
> Bewegungsmangel ist bei einer gesunden Person von durchschnittlicher Leistungsfähigkeit die chronische Unterlassung einer Beanspruchung von mehr als 30 % der maximalen Kraft und/oder 50 % der maximalen Kreislauf-Leistungsfähigkeit.

Struktur und Funktion seiner Organe und Gewebe immer wieder neu aufzubauen und zu erhalten.

Alterserscheinungen durch Bewegungsmangel

Mit zunehmendem Lebensalter, vor allem in der Lebensmitte, bilden sich Struktur und Funktion der Körpergewebe und Organe im Laufe der Zeit allmählich zurück, ohne daß man das gleich bemerkt. Deswegen fühlt man sich zunächst noch nicht motiviert, sich über den täglichen Bedarf hinaus körperlich zu bewegen. Eine passive Lebensweise fördert jedoch die Alterungsvorgänge – vor allem in folgenden Bereichen:

- Die körperliche Leistungsfähigkeit – sportmedizinisch: die maximale Sauerstoffaufnahmefähigkeit – nimmt pro Jahrzehnt um etwa 10 bis 15 % ab.
- Die funktionelle Kapazität fast aller Organe und Organsysteme nimmt in der gleichen Größenordnung allmählich und stetig ab.
- Die Anpassungsfähigkeit (Adaptationsfähigkeit) an Belastungen des täglichen Alltags, an Umwelteinflüsse (Klima, Wetterwechsel, Jahreszeiten) sowie die Abwehrkraft des Immunsystems gegen Infektionen durch Bakterien und Viren bilden sich zurück.

Dieser Alterungsprozeß, der weitgehend mit Anpassungsverlusten durch Trainingsmangel identisch ist, beginnt schon ab dem 40. Lebensjahr, vor allem bei Männern – also in den sogenannten »besten Jahren«. Es ist ein biologisches Naturgesetz, daß man mindestens 50 % seiner maximalen Herz-Kreislauf-Leistungsfähigkeit und 30 % seiner maximalen Kraftleistungsfähigkeit regelmäßig üben und trainieren muß. Ansonsten treten durch Bewegungsmangel bedingte Anpassungsverluste und vorzeitige

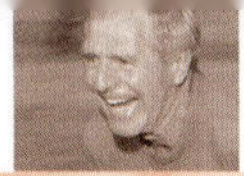

Alterserscheinungen auf. Anpassungsverluste (Adaptationsverluste) und vorzeitige Alterserscheinungen haben vieles gemeinsam:

- Die Herz-Kreislauf-Leistungsfähigkeit und die Muskelmasse bilden sich zurück.
- Die maximale Sauerstoffaufnahmefähigkeit geht zurück und zwar als Ausdruck der biologischen Alterung der Mitochondrien (Kraftwerke der Zelle) und der Aktivität der Enzyme im Energiestoffwechsel.
- Die Durchblutung der Muskulatur und der inneren Organe wird geringer, weil sich die kleinen Blutgefäße (Kapillaren) durch Nicht-Gebrauch der körperlichen Strukturen zurückbilden.
- Die Hormondrüsen stellen ebenfalls bei Nicht-Gebrauch ihre Funktion allmählich ein, so daß weniger Hormone produziert werden.
- Im zentralen und peripheren Nervensystem, vor allem aber im Gehirn, bildet sich die Vernetzung zwischen den Nervenzellen (Synapsen) zurück. Dadurch sinkt die geistige Leistungsfähigkeit.
- Durch verminderten Gebrauch geht schließlich auch die Funktionsfähigkeit der Gelenke zurück. Es entwickeln sich Arthrosen und eine zunehmende Unbeweglichkeit, die ziemlich lästig ist.

Alterungsprozesse und durch Bewegungsmangel begünstigte Beschwerden und Krankheiten einschließlich Rückbildung der körperlichen und geistigen Fitneß haben also vieles gemeinsam. Aus diesen Erkenntnissen heraus kann man folgende positive Botschaft formulieren: Wenn diese Alterungsprozesse Folgen von Bewegungsmangel sind, kann man diese Alterungserscheinungen durch Beseitigung des Bewegungsmangels auch weitgehend wieder ausgleichen und wieder zum Verschwinden bringen!

GUT ZU WISSEN

Körperliches Training ist die einzig wissenschaftlich gesicherte Maßnahme, den altersbedingten Leistungseinbußen von Herz, Kreislauf, Atmung, Stoffwechsel, Skelettmuskulatur und Nervensystem entgegenzuwirken.

GUT ZU WISSEN

Zahlreiche Studien belegen die positiven Auswirkungen von körperlicher Aktivität auf den Alterungsprozeß in allen Organ- und Funktionssystemen – mit dem Ergebnis einer besseren Lebensqualität:

- Verbesserung der Durchblutung aller Organe – einschließlich des Gehirns
- Verbesserung der geistigen Fitneß
- Erhöhung der maximalen Sauerstoffaufnahmefähigkeit (VO_2max.)
- Stärkung von Muskeln, Sehnen und Bindegewebe
- Stärkung des Immunsystems
- Geringere Anfälligkeit gegenüber Infektionen
- Verringerung des Krebsrisikos (vor allem von Brust-, Darm- und Prostatakrebs)
- Erleichterung der Gewichtsabnahme
- Optimierung des Fettstoffwechsels: das »gute« HDL-Cholesterin steigt, das »böse« LDL-Cholesterin fällt
- Senkung des Risikos eines Herzinfarktes
- Senkung des Bluthochdruck-Risikos
- Verringerung des Risikos eines frühzeitigen Todes durch einen Schlaganfall
- Vorbeugung gegen Osteoporose
- Anregung der körpereigenen Hormonproduktion
- Verbesserte psycho-physische Stabilität mit Abbau depressiver Verstimmungen, Förderung seelischer Ausgeglichenheit und erhöhter Streßtoleranz
- Bessere Bewältigung von Streß-Situationen
- Stärkung des Selbstbewußtseins
- Verbesserung der allgemeinen Leistungsfähigkeit, zum Beispiel auch im Beruf
- Unabhängiger, positiver und dynamischer Lebensstil bis ins hohe Alter

Preisfrage: Wenn man alle diese Wirkungen durch ein Medikament erzielen könnte – wieviel würde man dafür bezahlen?

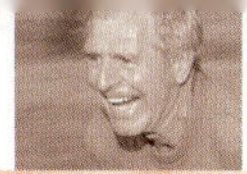

Jünger werden durch Bewegung

Wichtig ist aber auch folgende wissenschaftliche Erkenntnis gerade in der Lebensmitte. Denn in jungen Jahren sind diese durch Bewegungsmangel bedingten Anpassungsverluste so gut wie immer wieder völlig zu beseitigen, wenn man ein geeignetes, richtig dosiertes Training absolviert. Mit zunehmendem Lebensalter jedoch – und das beginnt schon etwa ab dem 40. Lebensjahr – nehmen zusätzlich auch die Anpassungsreserven ab, so daß es zunehmend schwieriger wird, die durch Anpassungsverluste aufgetretenen Alterungserscheinungen tatsächlich wieder vollkommen zurückzubilden. Fangen Sie daher jetzt an – und warten Sie mit Ihrem Trainingsprogramm nicht bis nach der Pensionierung, weil Sie vielleicht glauben, dann mehr Zeit zu haben. Zeit werden Sie dann schon haben, aber nicht mehr alle notwendigen Anpassungsreserven. Trotzdem reichen Sie aber auch dann noch meistens aus, um erstaunliche Erfolge und Rückbildungen von Alterserscheinungen auszulösen. Die erreichbaren Erfolge sind noch größer, wenn man sich zusätzlich zum richtig dosierten körperlichen Training gesund und bedarfsangepaßt ernährt (siehe ab Seite 91) und eine wirksame Entspannungsmethode praktiziert.

Fitneß und Lebensqualität

Genau wie Gesundheit von der Weltgesundheitsorganisation (WHO) als völliges Wohlbefinden im körperlichen, seelisch-geistigen und sozialen Bereich definiert wird, hat auch eine intelligente Fitneß genau diese Ziele. Fitneß hat also nicht nur einen körperlichen Aspekt, sondern auch einen seelisch-geistigen. Zwar möchten viele Menschen gerne gesund sein, ohne körperlich etwas für ihre Fitneß zu tun. Aber das geht nicht; denn beides bedingt sich gegenseitig: Gesundheit ohne Fitneß ist selten und instabil und Fitneß ohne Gesundheit ist ebenfalls nicht optimal. Außerdem möchte doch jeder Mensch irgendwann einmal in seinem Leben –

vielleicht auch gerade jetzt in der Lebensmitte – sein volles Potential ausschöpfen, und zwar in jeder Hinsicht. So tragen ein gesunder Bewegungsapparat, eine gut trainierte, kraftvolle Muskulatur und eine durch körperliche Aktivität geförderte gute Stimmungslage dazu bei, auch sonst aktiver am Leben teilzunehmen. Eine gute körperliche und geistige Fitneß steigern nämlich auch die Sensibilität für Naturerlebnisse, gute Musik, gute Literatur, Entspannung, Meditation sowie auch die Bereitschaft, seinen Freundeskreis zu pflegen und Begegnungen mit anderen Menschen zu suchen. Und das alles bedeutet gesteigerte Lebensqualität! Außerdem beugt man auf diese Weise auch vorzeitigen Alterserscheinungen nicht nur im körperlichen, sondern auch im geistig-seelischen Bereich vor.

Der Sinn des menschlichen Lebens besteht auch darin, auf andere Menschen zuzugehen und für sie da zu sein. Man kann selbst nur glücklich werden, wenn man andere Menschen glücklich macht. Das ist wahre Lebensqualität – und das wird gefördert, wenn man sich selbst gesund und fit fühlt.

Die fünf motorischen Hauptbeanspruchungsformen

Fitneß ist individuell. Sie ist, wie ich schon mehrfach betont habe, eine gute Leistungsfähigkeit und Leistungsbereitschaft (beides muß vorhanden sein!) für eine spezifische Aufgabe. Da die spezifische Aufgabe für jeden Menschen unterschiedlich ist, kann man auch nicht von jedem Menschen die gleiche Fitneß verlangen und empfehlen. Am besten ist es, wenn man sich die möglichen Bausteine einmal prinzipiell vor Augen führt, um dann die richtige Mischung für sich selbst zu finden. Man sollte nämlich Bewegungsformen finden und auswählen, die einem zusagen und die man gerne ausführt. Es ist nach wie vor ungeklärt, warum Menschen so unterschiedliche körperliche Bewegungsformen bevorzugen. So gibt es Menschen, die von sich aus gerne Ausdauersport betreiben – andere aber nicht. Und auch wenn Menschen gerne Ausdauersport ausüben, so neigt der eine mehr zum Laufen, der andere mehr zum Radfahren – und ein dritter wandert vielleicht lieber.

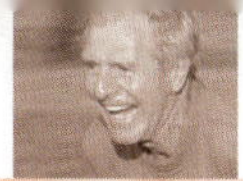

Schließlich gibt es Menschen, die es vorziehen, alleine zu trainieren, und andere, die Gesellschaft dazu brauchen. Auch gibt es Menschen, die lieber mit einem Ball sportlich aktiv sind und deswegen vielleicht Tennis oder Fußball oder eine andere Ballspiel-Sportart bevorzugen. Schließlich gibt es Menschen, die lieber ins Fitneß-Center gehen, um dort Krafttraining zu machen und ihre Muskulatur auszubilden. Das sind aber oftmals gerade solche Menschen, denen vielleicht aus gesundheitlichen Gründen (Übergewicht, hoher Blutdruck, hohe Blutfette u. a.) ein Ausdauertraining zuträglicher wäre. Die Neigung führt also nicht immer in die richtige Richtung. Meistens wird es am besten sein, einen angenehmen Kompromiß zwischen Neigung und gesundheitlich optimaler körperlicher Aktivität zu finden. Wahre Fitneß besteht sowieso nicht nur aus der einseitigen Ausübung einer einzigen motorischen Hauptbeanspruchungsform, sondern in der ausgewogenen und harmonischen Kombination aller fünf motorischen Hauptbeanspruchungsformen:

- Ausdauer ****
- Kraft ***
- Schnelligkeit
- Flexibilität (Gelenkigkeit) ***
- Koordination (Technik) ***

Die Zahl der Sternchen (*) gibt den gesundheitsfördernden Wert der jeweiligen motorischen Hauptbeanspruchungsform an. Schon jetzt fällt auf, daß Ausdauer den größten gesundheitlichen Effekt erzielt, aber auch Kraft, Gelenkigkeit und Technik können sehr gute gesundheitsfördernde Wirkungen entfalten – während die Schnelligkeit so gut wie keine gesundheitliche Bedeutung hat.

Ausdauer

Es gibt verschiedene Ausdauerformen. Sportmedizinisch unterscheidet man nach der Streckenlänge oder Zeitdauer zwischen Kurzzeit-, Mittelzeit- und Langzeitausdauer. Von größter gesundheitlicher Bedeutung ist die Langzeitausdauer mit einer Belastungsdauer von mehr als 30 Minuten. Außerdem unterscheidet man zwischen aerober und anaerober Ausdauer. »Aer« kommt aus dem Griechischen und heißt »Luft«, wobei in der Sportmedizin Sauerstoff gemeint ist. Die aerobe Ausdauer ist also jene Ausdauer, die mit ausreichend Sauerstoff ausgeübt wird. Die anaerobe Ausdauer ist jene Ausdauer, bei der die Belastung so intensiv ist, daß man in Sauerstoffmangel gerät. Wie der intelligente Leser sich nun fast selbst denken kann, ist die aerobe Ausdauer die gesündere. Außerdem unterscheidet man zwischen einer lokalen Ausdauer, bei der nur wenige Muskeln, und einer allgemeinen Ausdauer, bei der möglichst viele Muskeln eingesetzt werden. Um einen gesundheitlichen Effekt zu erzielen, sollten mehr als 1/6 bis 1/7 der gesamten Körpermuskulatur eingesetzt werden – das ist mehr als ein Bein und weniger als zwei Beine. Wenn man also beide Beine einsetzt, wie zum Beispiel beim Laufen, Radfahren oder auch beim Spaziergang, ist diese Bedingung erfüllt.

Gesundheitlich von größter Bedeutung ist also die aerobe dynamische Ausdauer unter Einsatz einer möglichst großen Muskelmasse über eine Zeitdauer von mehr als 30 Minuten, und zwar in einem Tempo, bei dem man noch genügend Sauerstoff zur Verfügung hat. Unter Ausdauer versteht man ganz allgemein die Ermüdungswiderstandsfähigkeit gegen langdauernde Belastungen. Das günstigste Tempo hängt dabei von der maximalen Sauerstoffaufnahmefähigkeit ab. Man sagt auch: Die maximale Sauerstoffaufnahmefähigkeit ist das Bruttokriterium der maximalen Ausdauerleistungsfähigkeit. Unter maximaler Ausdauerleistungsfähigkeit versteht man dabei nicht, ob man zwei oder drei oder zehn Stunden ausdauernd unterwegs sein kann, sondern das Tempo, das man über längere Zeit mit Sauerstoff (aerob) aufrechterhalten kann. Von Bruttokriterium spricht man deswegen, weil viele Faktoren die maximale Sauerstoffaufnahmefähigkeit bestimmen, zum Beispiel der Ausdauertrainingszustand der Muskulatur mit genügend Mitochondrien (»Kraftwerke der Zelle«), genügend rotem Muskelfarbstoff (Myoglobin) und einer guten Funktion der Enzyme, die den Energiestoffwechsel gewährleisten. Außerdem spielen da-

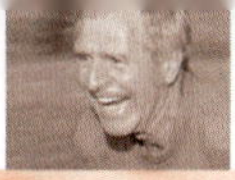

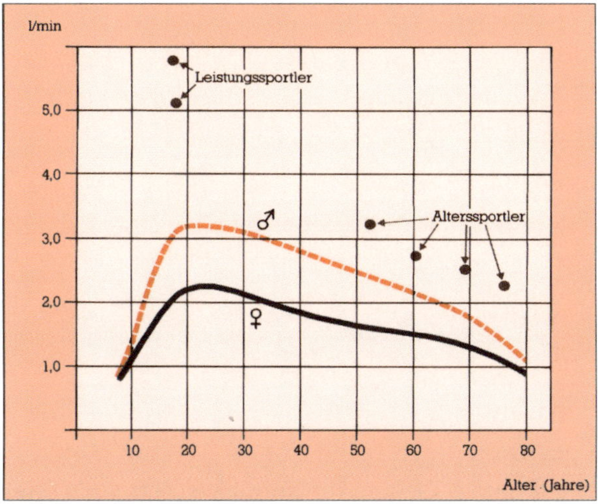

Die maximale Sauerstoffaufnahmefähigkeit von Männern (orange gestrichelte Kurve) und Frauen (dunkle Kurve) nimmt im Laufe des Lebens kontinuierlich ab. Durch körperliche Aktivität kann man diesen biologischen Alterungsprozeß wieder erstaunlich weit rückgängig machen, wie man an den Werten von Alterssportlern sieht. Sowohl in der Jugend wie auch in höherem Lebensalter kann man durch entsprechendes Training im Idealfall seine maximale Sauerstoffaufnahmefähigkeit verdoppeln.

bei eine gute Funktion des Herz-Kreislauf-Systems, die Lungenfunktion, die Körperzusammensetzung (Anteil an Körperfett), die Hormone und noch eine ganze Reihe anderer Faktoren eine Rolle. Alle diese Systeme unterliegen jedoch dem allgemeinen Alterungsprozeß, so daß das Bruttokriterium der maximalen Ausdauerleistungsfähigkeit – die maximale Sauerstoffaufnahmefähigkeit – im Laufe des Lebens allmählich abnimmt. Biologisch gesehen erreicht die maximale Sauerstoffaufnahmefähigkeit eines Menschen ihren Maximalwert etwa zwischen dem 16. und 19. Lebensjahr. Nach dem 30. Lebensjahr geht die maximale Sauerstoffaufnahmefähigkeit um etwa 1 % pro Lebensjahr zurück. Wenn man jedoch ein richtig dosiertes ausdauerbetontes Training betreibt, kann man die maximale Sauerstoffaufnahmefähigkeit, die man mit dem 30. Lebensjahr hatte, durchaus bis zum 50. Lebensjahr und noch viel länger erhalten und auch noch weiter verbessern.

Außer der maximalen Sauerstoffaufnahmefähigkeit werden jedoch durch ein richtig dosiertes und regelmäßiges Ausdauertrai-

GUT ZU WISSEN

Physiologische Kennziffern von trainierten und untrainierten Normalpersonen:

	Trainiert	Untrainiert
Ruhepuls (Herzschläge/Minute)	50–60	60–90
Blutdruck (mm Hg)	120/65	135/78
Blutvolumen (Liter)	6,0–7,4	4,7–5,6
Muskelkapillardichte (Kapillaren pro mm^2)	300–500	200–300
Körperfettanteil (Prozent)	6–14 %	15–25 %

ning noch viele andere gesundheitsfördernde Wirkungen auf den gesamten Organismus erzielt.

Gesundheitsfördernde Wirkungen eines richtig dosierten regelmäßigen Ausdauertrainings auf Organe, Organsysteme und Funktionen des menschlichen Organismus:

Gehirn

Steigerung der Hirndurchblutung, in verschiedenen Hirnabschnitten um 30 bis 100 % und mehr. Dadurch erhöhte Wachheit, Gedankenklarheit, Konzentrationsfähigkeit, Gedächtnisleistung und geistige Fitneß. Bessere Vernetzung der Nervenzellen im Gehirn (Synapsen), dadurch Steigerung der Qualität des Gehirns und der Gehirnfunktionen sowie vor allem auch der Kreativität.

Nervensystem

Bessere Reflexe (automatische Abläufe zwischen Gehirn, Nervensystem und Muskulatur). Bessere Körperbeherrschung und Reaktionsfähigkeit.

Muskulatur

Dosiertes, regelmäßiges Ausdauertraining fördert die Muskelfunktion und Muskeldurchblutung durch Bildung neuer kleiner Blutgefäße (Kapillaren) und durch Erweiterung der Blutgefäße. Im Herzmuskel wird dadurch die Vorbeugung gegen den Herzinfarkt verbessert.

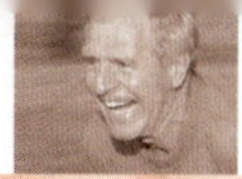

Immunsystem

Die Funktion der Immunzellen wird gesteigert. Dadurch bessere Abwehr gegen Bakterien und Viren – und teilweise auch gegen Krebszellen, vor allem durch Steigerung der Aktivität der natürlichen Killerzellen (um mehr als 30 %).

Herz-Kreislauf-Lungensystem (kardiopulmonales System)

Der Herzmuskel wird kräftiger und leistungsfähiger und durch vermehrte Kapillarbildung besser durchblutet. Da für vergleichbare Belastungen weniger Herzschläge benötigt werden, wird das Herz geschont. Durch den niedrigeren Ruhepuls hat das Herz zwischen den einzelnen Herzschlägen mehr Zeit, sich zu erholen. Da der periphere Widerstand sinkt und sich der Blutdruck normalisiert, ist die Herzarbeit geringer, und das Herz kann ökonomischer arbeiten.

Schließlich werden auch die Fließeigenschaften des Blutes verbessert. Außerdem wird die Atmung verbessert, der Brustkorb bleibt elastisch, und die Lunge wird besser gelüftet.

Insulin

Die Empfindlichkeit auf das blutzuckerregulierende Hormon Insulin wird gesteigert, so daß der Körper für den gleichen blutzuckersenkenden Effekt weniger Insulin benötigt. Dadurch wird die Bauchspeicheldrüse, die das Hormon Insulin produziert, geschont und der Neigung zur Zuckerkrankheit vorgebeugt. Außerdem wird durch Beseitigung oder Besserung der Insulinresistenz die Gewichtsabnahme erleichtert.

Hormondrüsen

Durch Ausdauertraining werden die Hormondrüsen aktiviert und zu einer besseren Funktion angeregt. Das ist natürliches Anti-Aging!

Ausdauertraining wirkt nicht nur gesundheitsfördernd auf wichtige biologische Meßwerte wie Ruhepuls, Blutdruck, Blutvolumen, Versorgung der Muskulatur mit kleinen Blutgefäßen (Kapillaren) und den Körperfettanteil (siehe Kasten). Ausdauertraining hat noch viele andere umfassende Wirkungen auf den gesamten Organismus wie auf

Gehirn und Gehirnfunktion, auf die Funktion des gesamten Nervensystems sowie des Immunsystems, auf Muskulatur und Herz-Kreislaufsystem, die Lungenfunktion und Atmung sowie auf alle Hormondrüsen (siehe oben).

Wichtig zu wissen ist auch, daß sogar ältere Menschen bis weit jenseits der Lebensmitte von einem richtig durchgeführten und richtig dosierten Ausdauertraining profitieren. Sportmedizinische Untersuchungen an Personen zwischen dem 55. und 70. Lebensjahr haben ergeben, daß die maximale Sauerstoffaufnahmefähigkeit auch in dieser Altersgruppe deutlich zu verbessern ist. So hat man nach einem aeroben Ausdauertraining von 40 Minuten dreimal pro Woche über einen Zeitraum von acht Wochen eine durchschnittliche Steigerung der maximalen Sauerstoffaufnahmefähigkeit um 18 % erreichen können.

Und noch ein weiterer Gesichtspunkt ist wichtig: Durch ein Ausdauertraining trainiert und verbessert man nicht nur die Funktion des gesamten Organismus – sondern trainiert auch seine Erholungsfähigkeit. Das erhöht die allgemeine Belastungsverträglichkeit, auch im Beruf, die sonst bei passiver Lebensweise deutlich abnehmen würde. Manche Menschen sind allein schon deswegen immer müde, weil sie sich von den Belastungen des täglichen Lebens nicht richtig erholen können; denn auch Erholung muß trainiert werden – und das geschieht als Nebeneffekt nach einem richtig dosierten Ausdauertraining ganz von selbst! Da mehr als 40 % der Menschen in der Lebensmitte unter Schlafstörungen leiden, ist auch eine weitere Botschaft wichtig: Wenn man Ausdauer richtig trainiert, wird nicht nur die Erholungsfähigkeit verbessert, sondern auch der Schlaf. Dadurch ist man tagsüber wacher und geistig leistungsfähiger. Ausdauertraining hat neben einer besseren Erholungsfähigkeit und einer erhöhten Schlafqualität auch noch einen weiteren direkten psychotropen Effekt: Durch die vermehrte Ausschüttung von Serotonin im Gehirn wirkt Ausdauertraining wie ein Antidepressivum. Durch den erhöhten Serotonin-Spiegel im Gehirn wird die Stimmung besser – und das Selbstvertrauen steigt.

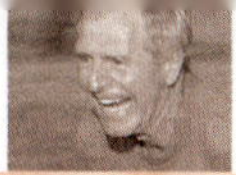

INFO GESUNDHEIT

Ein richtig und individuell dosiertes Ausdauertraining ist eine hervorragende Möglichkeit, die ganzheitliche Leistungsfähigkeit in jedem Lebensalter zu fördern. Alle wichtigen Systeme des Organismus einschließlich Gehirn, Nervensystem, Immunsystem, Herz-Kreislauf-System, Körperzusammensetzung und Hormonsystem werden günstig beeinflußt. Ein Ausdauertraining ist dann richtig dosiert, wenn es im aeroben (sauerstoffreichen) Bereich erfolgt. Daher ist die Steuerung der Trainingsintensität die wichtigste Maßnahme bei der Trainingssteuerung in der Lebensmitte (siehe Seite 73).

Um aber alle diese Wirkungen zu erreichen, muß das Ausdauertraining richtig dosiert werden, damit es wirklich im aeroben (sauerstoffreichen) Bereich betrieben wird. Dazu dienen die verschiedenen Methoden der Trainingssteuerung (siehe Seite 73).

Kraft

Wie bei der Ausdauer gibt es sportmedizinisch ebenso bei der Kraft zahlreiche Begriffe und Definitionen. Die für Gesundheit und Fitneß wichtigste Art der Kraft ist die dynamische Kraft. Das ist jene Kraft, die ein Muskel oder eine Muskelgruppe willkürlich innerhalb eines gezielten Bewegungsablaufes entfalten kann.

- Bei einer sogenannten dynamisch-konzentrischen Arbeitsweise wird ein Gewicht aktiv bewegt, indem sich der beanspruchte Muskel verkürzt.
- Bei einer dynamisch-exzentrischen Arbeitsweise muß die beanspruchte Muskulatur einer Gewichtsbelastung langsam nachgeben.

Ein dynamisches Krafttraining kann man prinzipiell auf beide der genannten Arten durchführen.

Ein Untrainierter kann trotz maximaler Konzentration und Anstrengung nur etwa 40 bis 60 % der Muskelfasern eines Muskels willkürlich aktivieren. Durch geziel-

INFO GESUNDHEIT

Positive Wirkungen eines Krafttrainings

- Verbesserung und Aufrechterhaltung der Muskelkraft
- Ausgleich und Prävention des altersbedingten Muskelschwundes
- Verbesserung der Stabilität des gesamten Bewegungsapparates (Knochen, Gelenke, Sehnen, Bänder)
- Verbesserung der Qualität des Bindegewebes
- Eine bessere Körperhaltung durch Kräftigung der Wirbelsäulemuskulatur
- Eine bessere Atmung und Sauerstoffversorgung durch Kräftigung der Atemmuskulatur (Brustmuskulatur, Bauchmuskulatur)
- Eine bessere Verdauung durch Kräftigung der Bauchmuskulatur
- Bessere Voraussetzungen für den Energiestoffwechsel, vor allem auch für den Fettstoffwechsel, da die Muskulatur das größte Stoffwechselorgan ist
- Steigerung der Körperwahrnehmung und der Selbstwahrnehmung
- Steigerung des Selbstbewußtseins

tes Krafttraining erreicht man eine bereits deutliche Kraftzunahme dadurch, daß man bei zunehmendem Training bis zu 90 % seiner Muskelfasern durch Nervenimpulse aktivieren kann. Dadurch steigt die Kraftleistung der Muskulatur bereits deutlich an, ohne daß man äußerlich etwas davon sieht. Der Muskel wird zunächst nicht dicker, obwohl er mehr Kraft entwickelt.

Da die Muskelkraft durch ein Krafttraining schneller zunimmt als die Belastbarkeit von Sehnen, Bändern, Knochen und Gelenken, muß man ein Krafttraining – genauso wie auch die Intensität eines Ausdauertrainings – nach dem Prinzip der Allmählichkeit in seiner Intensität langsam steigern (siehe auch Seite 86). Am besten wählt man die Kraftbelastung so, daß man etwa 20 bis 30 Wiederholungen ausführen kann. Dadurch trainiert man vor allem die gesundheitsfördernde Kraftausdauer und schont Sehnen, Gelenke und Bänder. Ein Krafttraining sollte vor al-

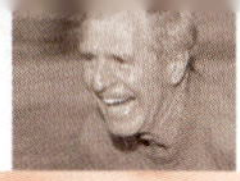

lem jene Muskelgruppen stärken, die man durch Ausdauertraining oder im Alltag weniger beansprucht, zum Beispiel die Muskulatur entlang der Wirbelsäule, die Rückenmuskulatur, die Brustmuskulatur sowie die Bauchmuskulatur.

Die Muskelkraft vermindert sich ab dem 40. Lebensjahr etwa um 1,5 % pro Jahr. Schneller geht aber die Rückbildung der Rücken- und der Beinmuskulatur. Deswegen gibt es mit zunehmendem Lebensalter so viele Menschen mit einer schlechten Körperhaltung und dünnen Beinen. Wenn Sie nicht zu dieser Gruppe von Menschen gehören wollen, müssen Sie aktiv etwas dagegen unternehmen. Gleichzeitig erzielen Sie durch ein richtig dosiertes Krafttraining noch eine ganze Reihe wichtiger Verbesserungen (siehe Kasten), die sich auf Ihre gesamte Persönlichkeit, Ihre Körperhaltung, Ihr Wohlbefinden, Ihre Atmung und Verdauungstätigkeit und Ihre Körperwahrnehmung positiv auswirken. Wissen sollte man allerdings auch, daß man sich von einem Krafttraining langsamer erholt als von einem Ausdauertraining. Man braucht etwa zwei bis drei Tage, um sich von einem intensiven Muskeltraining vollständig zu erholen. Auch sollte man nicht am gleichen Tag Kraft und Ausdauer trainieren, weil sich dann die Wirkungen gegenseitig aufheben. Man muß also dem Krafttraining seinen richtigen Platz zuwei-

INFO GESUNDHEIT

Ausdauer ist zwar die wichtigste gesundheitsfördernde motorische Hauptbeanspruchungsform – aber darüber wird oft ein gezieltes und sinnvolles Krafttraining in seiner gesundheitlichen Bedeutung unterschätzt. Nicht nur Ausdauertraining, sondern auch Krafttraining sind natürliche Anti-Aging-Methoden, die man aufeinander abstimmen sollte. Am besten trainiert man zwei- bis dreimal pro Woche Ausdauer und ein- bis zweimal pro Woche Kraft. Das Krafttraining kann auch durch eine kraftvolle Gymnastik und durch Hatha-Yoga-Körperübungen ersetzt werden.

sen. Kraftleistungen sind zwar für die Gesundheit wichtig – aber Ausdauer ist noch wichtiger. Am besten wird es sein, ein- bis zweimal pro Woche ein Krafttraining und zwei- bis dreimal pro Woche ein Ausdauertraining durchzuführen. Auch eine kraftvolle Morgengymnastik kann ein Krafttraining sein. Und Yoga kann mit seinen Energie-Aufladeübungen und den Hatha-Yoga-Körperübungen eine kraftvolle und elastische Muskulatur aufbauen.

Schnelligkeit

Die Schnelligkeit wird durch Reaktions- und Aktionsschnelligkeit bestimmt. Unter Reaktionsschnelligkeit versteht man die Fähigkeit, auf einen Reiz in möglichst kurzer Zeit zu reagieren. Aktionsschnelligkeit ist die Fähigkeit, gezielte Bewegungen mit höchstmöglicher Geschwindigkeit gegen einen Widerstand auszuführen. Während die Reaktionsschnelligkeit im ganzen Leben wichtig und nützlich ist, hat die Aktionsschnelligkeit innerhalb des Breiten- und Gesundheitssportes so gut wie keine gesundheitsfördernde Bedeutung.

Schnelligkeit bedeutet im Sport eine hohe und höchste Belastungsintensität, meist mit anaerober Energiebereitstellung, also eine Leistung unter Sauerstoffmangel. Anaerobe Leistungen sind jedoch nicht gesundheitsfördernd, sondern eher für die Gesundheit schädlich. Durch die hohe Belastungsintensität und den dabei auftretenden Sauerstoffmangel kommt es zur Milchsäurebildung, zur Produktion freier Radikale (siehe auch Seite 84), zum Anstieg der Streßhormone Adrenalin und Noradrenalin sowie des Blutdrucks und damit möglicherweise zu einer Überforderung des Herz-Kreislauf-Systems. Außerdem kommt es durch die intensiven Belastungen auch zu einer erhöhten Verletzungsanfälligkeit von Muskeln, Sehnen, Bändern und Gelenken. Gerade wenn man längere Zeit keinen Sport mehr getrieben hat, sollte man aus diesen medizinischen Gründen Schnelligkeits-Belastungen vermeiden, zumindest am Anfang. Nur wenn man nach einem längeren, gut geplanten Aufbautraining auch in der Lebensmitte in den Bereich des Leistungssports kommen möchte (siehe Seite 88),

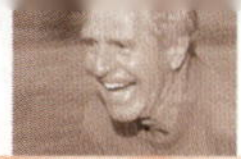

kann man bewußt und dosiert Schnellkraft und Schnelligkeitstraining mit der notwendigen Vorsicht in den Trainingsplan integrieren.

Flexibilität (Gelenkigkeit)

Jede Körperhaltung hat eine Parallele im psychischen Bereich. Allein schon deswegen ist Gelenkigkeit (Flexibilität) ein Ausdruck von Jugendlichkeit. Umgekehrt fühlt man sich sofort um 10 bis 20 Jahre älter, wenn man durch Wirbelsäulen- oder Gelenkbeschwerden und noch dazu unter Schmerzen in seiner Beweglichkeit behindert ist. Sportmedizinisch versteht man unter Gelenkigkeit oder Flexibilität die Fähigkeit, Bewegungen mit einem möglichst großen Bewegungsausmaß in einem Gelenk oder mehreren Gelenken auszuführen. Besonders wichtig ist die Beweglichkeit und Gelenkigkeit der Wirbelsäule für die Nervenversorgung aller Zellen, Gewebe und Organe. Die Versorgung der Zellen mit Nervenenergie ist fast noch wichtiger als die Durchblutung.

INFO GESUNDHEIT

Günstige Wirkungen eines Trainings der Gelenkigkeit:

- Verbesserung der Beweglichkeit der Gelenke
- Verbesserung der Beweglichkeit der Wirbelsäule und dadurch eine bessere Versorgung aller Zellen, Gewebe und Organe mit Nervenenergie
- Bessere Dehnbarkeit und geringere Verletzungsanfälligkeit der Muskulatur
- Entspannung und Lockerung der Muskulatur
- Schaffung von Bewegungsreserven und dadurch bessere Bewegungsabläufe und eine allgemein verringerte Verletzungsgefahr

Die Gelenkigkeit (Flexibilität) wird von vielen Faktoren bestimmt, zum Beispiel von der Tageszeit, von der Elastizität der Muskulatur und auch vom Wetter. Ein Bewegungsablauf wird um so besser, je mehr Bewegungsreserven man dabei hat. Die Gelenkigkeit beeinflußt also auch den Ablauf aller unserer Körperbewegungen und natürlich auch den Bewegungsablauf bei sportlichen Aktivitäten. Und je lockerer man sich körperlich fühlt, desto flexibler und reaktionsfähiger ist man auch geistig. Gelenkigkeit ist also ebenfalls ein wichtiger Anti-Aging-Faktor. Um seine Gelenkigkeit zu trainieren und aufrechtzuerhalten, genügt schon ein fünf- bis zehnminütiges Übungsprogramm mit Dehnübungen, Stretching oder Hatha-Yoga-Körperübungen. Besonders für die Beweglichkeit der Gelenke gilt der Satz: »Die Funktion erhält die Form.«

Die beste Beweglichkeit hat man zwischen dem 11. und 14. Lebensjahr. Ab dem 25. Lebensjahr nimmt die Flexibilität (Gelenkigkeit) bei Untrainierten ab – während Trainierte bis weit über das 50. Lebensjahr hinaus ihre Gelenkigkeit und Jugendlichkeit erhalten können. Es ist medizinisch erwiesen, daß man bereits durch ein tägliches fünf- bis zehnminütiges Gelenkigkeitstraining der wichtigsten Gelenke und der Wirbelsäule einem altersbedingt fortschreitenden Beweglichkeitsverlust wirksam vorbeugen kann.

Koordination (Technik)

Unter Koordination (Technik) versteht man das Zusammenwirken von zentralem Nervensystem und Skelettmuskulatur innerhalb eines gezielten Bewegungsablaufes. Dabei kann man zwischen der intramuskulären Koordination (Zusammenwirken von Nerven und Muskulatur innerhalb eines bestimmten Muskels) und der intermuskulären Koordination (Zusammenspiel von Muskelgruppen innerhalb eines gezielten Bewegungsablaufes) unterscheiden. Um einen Bewegungsablauf gezielt durchführen zu können, wird eine ganze Reihe von Fähigkeiten benötigt, zum Beispiel Orientierungsfähigkeit im Raum, Reaktionsfähigkeit, die Fähigkeit zur Rhythmisierung und Gleichgewichtsfähigkeit. Die Fähigkeit, gezielte Bewegungsabläufe auszuführen, ist für die gesamte Motorik des Menschen von großer Bedeutung. Durch eine gut ausgeprägte Koordination werden die Bewegungsabläufe ökonomischer, flüssiger und präziser. Eine gute Koordination ist auch bei den Bewegungsabläufen innerhalb der konditionellen Fähig-

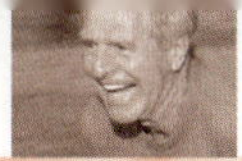

keiten Ausdauer, Kraft und Schnelligkeit von großer Bedeutung.

Die Fähigkeit zu einer optimalen Koordination geht etwa ab dem 40. Lebensjahr zurück. Dazu gehört auch die Abnahme der Gleichgewichtsfähigkeit sowie der Orientierungs- und Reaktionsfähigkeit. Ohne Training kommt es also zu einem deutlichen und immer weiter zunehmenden Verlust an Koordinationsfähigkeit. Die Ursachen dafür liegen vor allem in Rückbildungsprozessen in Gehirn und Nervensystem, besonders in der Rückbildung und im Abbau von Synapsen (Verknüpfungsstellen zwischen den Nervenzellen). Ein rechtzeitiges gezieltes Koordinationstraining in der Lebensmitte ist also wichtig, um diesen Abbauprozessen im Nervensystem entgegenzuwirken. Wenn man sich entschließt, wieder eine Sportart zu betreiben und sie zu einer dem Alter entsprechenden Vollkommenheit zu entwickeln, bekommt man das Koordinationstraining dabei gewissermaßen mitgeliefert; denn zu jedem sportlichen Training gehört auch ein Techniktraining, ein Training des vollkommenen ökonomischen und harmonischen Bewegungsablaufes.

INFO GESUNDHEIT

Günstige Auswirkungen eines Koordinationstrainings:

- Ökonomisierung der Bewegungsabläufe
- Ökonomischer Krafteinsatz und dadurch geringere Ermüdbarkeit und bessere Leistungsfähigkeit
- Weniger Sauerstoffverbrauch bei vergleichbaren Belastungsstufen
- Verbesserung der motorischen Lernfähigkeit
- Rückwirkungen auf das Gehirn: Erhöhte Wachheit, bessere Konzentration und höhere geistige Fitneß
- Erhöhte motorische Anpassungsfähigkeit an ungewohnte Situationen
- Verbesserte Reaktions- und Gleichgewichtsfähigkeit – und dadurch Vorbeugung gegen Unfälle, vor allem bei zunehmendem Lebensalter

Ein Läufer wird zum Beispiel zunehmend weicher und flüssiger laufen und gewissermaßen ein »zweites Gehirn« in den Fußsohlen entwickeln. Er wird jede Unebenheit spüren und unbewußt darauf reagieren. Dazu braucht es viele Kilometer und viel Übung sowie auch ein bewußtes Koordinationstraining. Sogar Profi-Radsportler, die jedes Jahr an die 40 000 km mit dem Rennrad zurücklegen und dabei an die sechs Millionen Pedalumdrehungen durchführen, trainieren jedes Frühjahr aufs neue ihren Bewegungsablauf, den lockeren Tritt, in flachem Gelände an südlichen Küsten über viele Tausende von Kilometern hinweg. So ist es in jeder Sportart – und bei allem, was der Mensch zur Vollkommenheit entwickelt.

Der Weg zur optimalen Bewegung

Optimal ist Bewegung, wenn man sie so auswählt und steuert, daß man mit dem geringstmöglichen Aufwand den größtmöglichen Effekt erzielt. Dabei sind folgende Punkte wichtig:

- Die optimale Sportart
- Die optimale Trainingssteuerung
  - Trainingssteuerung durch Laktatmessungen
  - Trainingssteuerung durch die Pulsfrequenz
  - Trainingssteuerung durch die Atmung

So finden Sie die richtige Sportart

Die Wahl der richtigen Sportart hängt wie bereits erwähnt wesentlich von Ihren persönlichen Vorlieben und Abneigungen ab. Geeignet sind im Prinzip alle Sportarten, die nicht nur auf hohen Krafteinsatz, Schnelligkeit oder nur auf kurzzeitige Belastungen ausgerichtet sind.

Die Top 5 des Gesundheitssports:

Spaziergang, Wandern, Bergwandern, Nordic Walking
Alle diese Bewegungsformen bieten einen guten Trainingseffekt für den ganzen Körper, Herz und Kreislauf, große Muskelgruppen und alle wichtigen Stoffwechselpro-

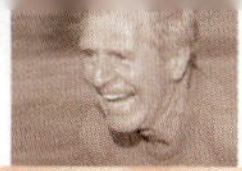

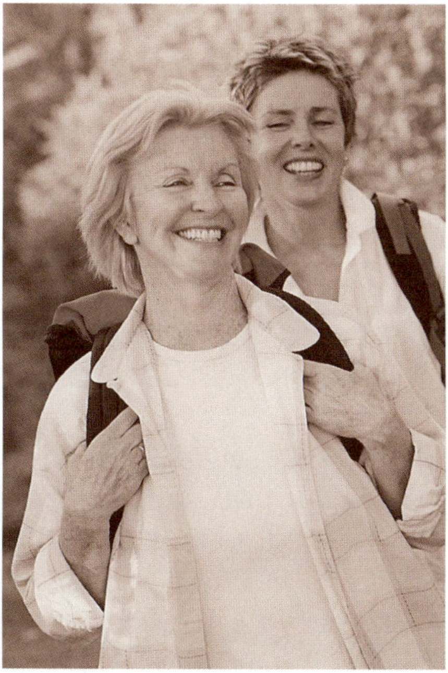

zesse. Außerdem bewegt man sich in freier Natur – und das ist Balsam für die Seele. Beim Bergwandern sollte man beim Bergabgehen darauf achten, die Kniegelenke zu schonen.

Radfahren

Ganz gleich ob man mit dem Touren-Fahrrad zum Einkaufen in die Stadt oder mit dem Sportrad auf Rad-Wanderwegen fährt, mit dem Mountainbike oder dem Rennrad größere Touren unternimmt – immer wird ausdauernd auf bequeme Weise trainiert. Das Körpergewicht wird vom Sattel getragen, die Gelenke werden geschont. Durch die Beinarbeit werden die Unter- und Oberschenkel-Muskeln besonders trainiert. Radfahren kräftigt das Herz und hat einen positiven Einfluß auf den Blutdruck (wenn man locker fährt und kleine Gänge benutzt). Radfahren ist auch gut für die Seele, weil man sich in freier Natur bewegt.

Waldlauf, Jogging

Es wird mehr Muskelmasse bewegt als beim Radfahren. Gelenke und Sehnen werden aber mehr belastet. Daher sollte man das Training schonend und langsam beginnen. Dann wirken Waldlauf oder Jogging wie eine Sauerstoffdusche. Die Durchblutung des gesamten Körpers wird gesteigert, Herz und Kreislauf werden trainiert und alle Stoffwechselvorgänge optimiert. Auch die Körperhaltung wird verbessert, Energie und Spannkraft gesteigert, Spannungen und Streß werden abgebaut.

Skilanglauf
Auch wenn diese Bewegungsform nur im Winter möglich ist, so ist Skilanglauf doch als eine klassische Ausdauersportart optimal, weil eine große Muskelmasse (fast 90 %) schonend und dynamisch auf Ausdauer trainiert wird. Herz und Kreislauf werden optimal trainiert, wobei gleichzeitig die Gelenke geschont werden. Das Dahingleiten im Schnee ist außerdem Urlaub für die Seele.

Golf
Golf ist eine ideale Kombination aus einem erholsamen Naturerlebnis und angenehmer körperlicher Bewegung. Außerdem erhöht Golf die Konzentrationsfähigkeit, verbessert die Koordination und fördert die Geselligkeit. Der Schwachpunkt ist allenfalls manchmal eine Fehlbelastung der Wirbelsäule, die man aber leicht durch vorbeugende Wirbelsäulengymnastik oder Yoga-Körperübungen ausgleichen kann.

Meine Favoriten sind zum Beispiel Spazierengehen, Wandern, Bergwandern, Nordic Walking, Radfahren, Waldlauf (Jogging), Skilanglauf und Golf. Sicherlich gibt es noch eine ganze Reihe anderer gesundheitsfördernder Bewegungsformen wie zum Beispiel Tanzen, Gartenarbeit oder Tennis. Die Auswahl ist so groß, daß wohl jeder die für ihn richtige Bewegungsform finden wird. Hauptsache ist, daß man weiß, worum es geht. Ich möchte mich daher im folgenden auf die drei mir am wichtigsten erscheinenden Bewegungsformen beschränken.

Spazierengehen, Wandern, Bergwandern, Nordic Walking
Man sollte langsam anfangen und nicht versuchen, an die sportlichen Leistungen früherer Zeiten anzuknüpfen. Wenn man früher einmal Sportler oder gar Leistungssportler war, neigt man oft dazu, die Wirkung eines einfachen Spazierganges zu unterschätzen. Sportmedizinisch konnte jedoch gemessen werden, daß bereits ein Spaziergang von dreißig bis vierzig Minuten dreimal in der Woche zu gesundheitsfördernden Anpassungserscheinungen führt und vor allem auch die geistige Fitneß steigert. Daher sollte man vielleicht auf diese Weise anfangen, um wieder das Gefühl für Bewegung zu be-

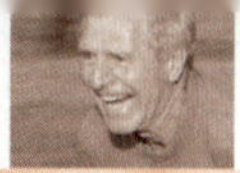

kommen. Beim Wandern geht man etwas schneller, vielleicht auch länger und weiter. Man hat ein Ziel und bewegt sich in freier Natur. Beim Bergwandern ist der Trainingseffekt noch etwas größer, weil man bergauf geht und die reine Bergluft atmet. Unterschätzt habe ich bisher das Nordic Walking. Vielleicht geht es Ihnen auch so. Aber seitdem ich es selbst einmal gemacht habe, bin ich anderer Meinung. Nordic Walking macht Spaß und der Stockeinsatz trainiert zusätzlich die Muskulatur des Schultergürtels, fördert eine aufrechte Haltung der Wirbelsäule und erhöht den Trainingseffekt.

Radfahren

Man kann mit jedem Fahrrad beginnen – auch mit dem, das im Keller steht. Man braucht also nicht gleich ein ausgefeiltes Rennrad. Vielleicht fährt man zuerst einmal mit dem Fahrrad zur Arbeit oder zum Einkaufen. Dabei können schon einige Kilometer zusammenkommen. Die Vorteile des Radfahrens bestehen darin, daß das Körpergewicht durch den Sattel getragen wird und dadurch die Gelenke geschont werden. Deswegen hat es sich auch bewährt, daß vielleicht auch Läufer mit dem Radfahren beginnen sollten, bis ihre Gelenke wieder belastbar für das Laufen geworden sind. Das Fahrrad sollte einigermaßen zur Körpergröße passen, und auch die Sitzposition, vor allem die Sattelhöhe, sollte richtig eingestellt sein, damit ein einwandfreier Bewegungsablauf gewährleistet ist. Achten Sie beim Radfahren nicht so sehr darauf, mit einem großen Gang und langsamer Tretfrequenz ein hohes Tempo zu erreichen; das Gegenteil ist richtig. Man sollte locker »pedalieren« mit etwa neunzig bis hundert Pedalumdrehungen pro Minute und sich zunächst um einen »runden Tritt« bemühen. Das geht am besten, wenn man »kleinere« Gänge bevorzugt und sich mit einem geringeren Tempo zufriedengibt, als man eigentlich zustande bringen könnte. Denn beim Radfahren wird – wie auch beim Waldlauf oder Jogging – der Langsamere später der Schnellere sein. Der einzige Nachteil beim Radfahren ist die Abhängigkeit vom Wetter. Während man bei Regen auch seinen gewohnten Waldlauf durchführen kann, wird man das mit dem Fahrrad nicht so gerne tun. Dieser Abhängigkeit vom Wetter kann man durch das Training auf dem Hometrainer ausweichen.

Es gibt heute sehr praktische Vorrichtungen, in die man sein gewohntes Fahrrad ohne viel mechanischen Aufwand hineinstellen kann (siehe Foto).

Der Vorteil dieser Vorrichtungen besteht darin, daß man auf seinem gewohnten Fahrrad in der gewohnten Sitzposition trainieren kann. Natürlich kann man auch einen ausgesprochenen Hometrainer benutzen. Man sollte aber darauf achten, die Sitzposition der auf dem gewohnten Fahrrad anzupassen. Wenn man mit dem Hometrainer draußen auf der Terrasse oder dem Balkon trainiert, hat man fast den gleichen Frischluft-Effekt wie in der freien Natur. Da die Zeit auf dem Hometrainer langsam vergeht, sollte man nur dreißig bis vierzig Minuten trainieren und sich diese Zeit in kleine Mini-Programme unterteilen. Man kann zum Beispiel die Tretfrequenz variieren und vielleicht drei Minuten lang neunzig Pedalumdrehungen pro Minute durchführen und anschließend zwei Minuten lang hundert Pedalumdrehungen pro Minute. Diese kleinen Fünf-Minuten-Programme könnte man dann sechs- bis achtmal wiederholen – und schon hat man dreißig bis vierzig Minuten trainiert. Die

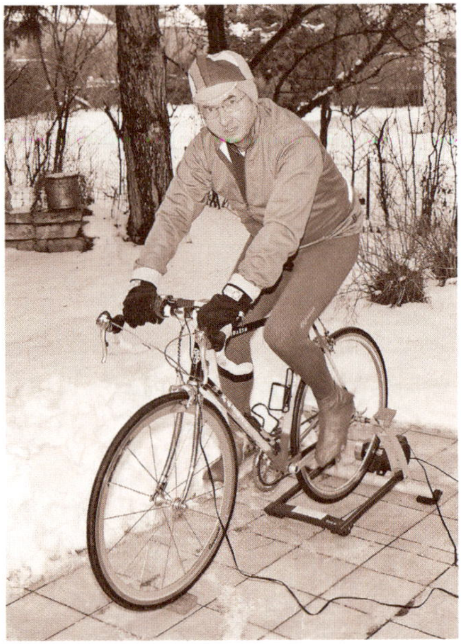

Mit dem Hometrainer ist man unabhängig von jedem Wetter – und kann trotzdem im Freien trainieren, wenn man ihn ins Freie oder auf den Balkon stellt. Auf dem Foto sieht man, wie man sein gewohntes Fahrrad in einer Ergometer-Vorrichtung (z.B. Tacx) verwenden kann.

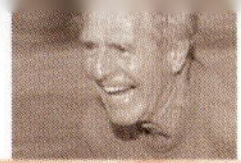

Belastung sollte man so wählen, daß man mit der Pulsfrequenz im optimalen Trainingsbereich bleibt (siehe Seite 75).

Waldlauf, Jogging

Besonders geeignet zur Steigerung der körperlichen Gesundheit ist auch das Jogging, der gute alte Waldlauf oder Dauerlauf. Kreislaufbelastung und Stoffwechselverhalten stehen hierbei in einem sehr günstigen Verhältnis.

Durch abwechselndes Ausüben verschiedener Ausdauersportarten vermeiden Sie die Überbelastung einzelner Körperpartien und erreichen einen gleichmäßig durchtrainierten, gesunden Körper. Achten Sie auch auf eine gute Ausrüstung. Beim Nordic Walking achten Sie auf gute Schuhe und die richtigen, der Körpergröße angepaßte Stöcke. Wenn Sie etwas »professioneller« Rad fahren wollen, sollte das Fahrrad in etwa zu Ihrer Körpergröße passen. Wenn Sie sich gar ein Rennrad zulegen wollen, lohnt sich auf jeden Fall der Weg zu einem Fachhändler, der sich mit Rennrädern auskennt – im Idealfall ein ehemaliger Radrennfahrer. Und wenn Sie sich für den Dauerlauf als Trainingsmethode entschieden haben, sollten Sie sich in einem Fachgeschäft über die passenden Laufschuhe beraten lassen. So beugen Sie einer Fehlbelastung des Knochen- und Gelenkapparats vor.

So steuern Sie Ihr Training richtig

Bewegung sollte man wie ein Medikament einsetzen, richtig ausgewählt und dosiert. Haben Sie die für Sie optimale Sportart gefunden, sollten Sie sie auch richtig dosieren, damit Sie den optimalen Erfolg erzielen. Sport kann man auch überdosieren, genau wie ein Medikament. Die richtige Dosierung einer Trainingseinheit wird durch Intensität, Dauer und Häufigkeit der Belastungen charakterisiert. Der wichtigste Steuerungsparameter ist dabei die Belastungsintensität.

Die optimale Belastungsintensität

Um die Belastungsintensität optimal zu steuern, gibt es im Idealfall drei Möglichkeiten:

- Laktat(Milchsäure)-Bestimmung
- Pulsfrequenz
- Atmung

Trainingssteuerung durch Laktatmessungen

Laktat (Milchsäure) entsteht beim Abbau von Kohlenhydraten, wenn nicht genügend Sauerstoff zu ihrer vollständigen Verbrennung zur Verfügung steht. Dann wird in einer Art Sackgasse so lange Milchsäure angehäuft, bis wieder genügend Sauerstoff zur vollständigen Verbrennung zur Verfügung steht. Mit zunehmender Trainingsintensität – Geschwindigkeit oder Wattbelastung – kann man durch Messungen Kurven aufstellen, die den Anstieg der Milchsäure im Blut mit wachsender Belastung dokumentieren.

Mit steigendem Ausdauertrainingszustand und verbesserter maximaler Sauerstoffaufnahmefähigkeit werden diese Kurven allmählich in Richtung der höheren Belastungsstufen verschoben. Leistungen, die mit ausreichendem Sauerstoff vollbracht werden, nennt man aerob (griechisch: aer = Luft; aerob = mit Luft bzw. Sauerstoff).

Leistungen, die ohne Sauerstoff oder im Sauerstoffmangel absolviert werden, bezeichnet man als anaerob. Man hat einen Übergang bzw. eine Schwelle festgelegt, um diese beiden Energiestoffwechselwege zu kennzeichnen. Dieser Übergang oder diese Schwelle liegt bei 3–4 mmol Laktat pro Liter. Ziel der Laktatmessungen im Sport ist es, bestimmte Belastungsstufen für das Training festzulegen. Die Trainingssteuerung durch Laktatleistungskurven ist für den Hochleistungssportler unverzichtbar – aber für den Breiten- und Gesundheitssportler eigentlich unerheblich, weil sein Hauptziel darin bestehen sollte, im aeroben, also sauerstoffreichen Bereich zu trainieren – und das kann man auch durch Messung der Pulsfrequenz oder Beobachtung der Atmung erreichen.

Trainingssteuerung durch die Pulsfrequenz

Mit der Pulsuhr ist die Messung der Pulsfrequenz ein Kinderspiel. Ein Brustgurt überträgt die Herzfrequenz drahtlos auf den Pulsfrequenzmesser, den man wie eine Armbanduhr am Handgelenk tragen kann.

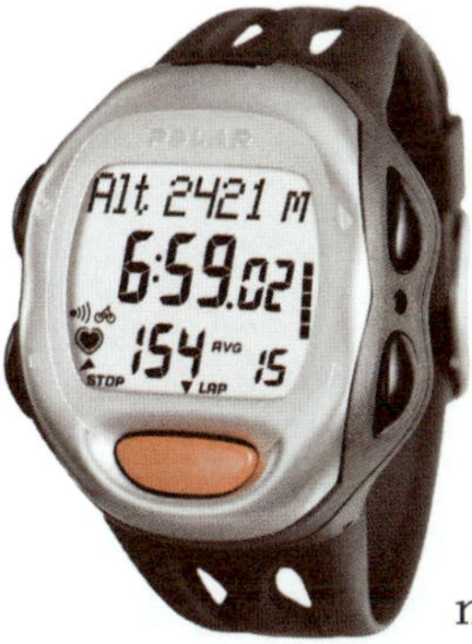

Wissen muß man allerdings, daß die Pulsfrequenz von einer ganzen Anzahl von Faktoren abhängig ist: vom Alter, vom Trainingszustand, von der Wetterlage, von der Tagesform, vom Nervensystem und auch von Medikamenten. Daher ist die Steuerung der Trainingsintensität durch die Pulsfrequenz nur ein Richtwert, den man individuell beurteilen und deuten muß.

Eine allgemeine Formel besagt, daß man im moderaten Bereich trainiert, wenn man eine Trainingspulsfrequenz von 180 bis 200 minus Lebensalter einhält. Das würde bei einem Lebensalter von 40 Jahren einer Trainingspulsfrequenz von 140 bis 160 Herzschlägen pro Minute entsprechen, bei einem Lebensalter von 50 Jahren einer Trainingspulsfrequenz von 130 bis 150 Herzschlägen pro Minute und bei einem Alter von 60 Jahren eine Trainingspulsfrequenz von 120 bis 140 Herzschlägen pro Minute ergeben.

Da die Trainingspulsfrequenz für bestimmte Belastungsintensitäten auch vom Trainingszustand abhängt und ein guter Trainingszustand sich in einem niedrigen Ruhepuls niederschlägt, gibt es

GUT ZU WISSEN

Ruhepuls	Trainingpulsfrequenz (Alter)				
	20–39	40–49	50–59	60–70	>70
bis 50	140	135	130	125	120
50–59	140	135	130	125	120
60–69	145	140	135	130	125
70–79	145	140	135	130	125
80–89	145	140	135	130	125
90–100	150	145	140	135	130

auch Tabellen, die beides berücksichtigen: Lebensalter und Trainingszustand (siehe Tabelle).

Beachten sollte man jedoch, daß durch Medikamente, zum Beispiel Beta-Blocker, die Steuerung durch die Herzfrequenz auf diese Weise nicht mehr funktioniert. Bei Medikamenteneinnahme muß man durch eine Belastungsprüfung beim Hausarzt die individuelle Trainingspulsfrequenz festlegen. Helfen kann man sich jedoch in solchen Fällen, wenn man die Atmung zur Steuerung der Trainingsintensität heranzieht.

Trainingssteuerung durch die Atmung

Der Slogan »laufen ohne zu schnaufen« bezieht sich auf diese Möglichkeit der Trainingssteuerung. Man sollte sich während der Belastung noch unterhalten können, genauer gesagt: Man sollte noch einen zusammenhängenden Satz von sechs bis acht Worten sprechen können. Wenn man sich unterhalten kann, hat man zugleich die Garantie, über genügend Sauerstoff zu verfügen, um noch gut im aeroben Bereich zu sein und bei längerer Dauer (länger als 30 Minuten) vorwiegend Fett zu verbrennen. Diese Methode ist einfach, aber dennoch ziemlich zuverlässig – auch wenn man Medikamente nimmt, die die Pulsfrequenz beeinflussen.

Die optimale Belastungsdauer

Da es im Gesundheitssport vor allem darum geht, den Fettstoffwechsel in Schwung zu bringen, sollte die Belastung möglichst lange dauern, damit der Fettstoffwechsel auch wirklich beansprucht wird. Das ist eine Belastungsdauer von dreißig bis vierzig Minuten oder länger.

Die optimale Belastungshäufigkeit

Wenn man durch sein Training die Leistungsfähigkeit kontinuierlich steigern will, ist eine regelmäßige Wiederholung der Belastung notwendig. Die optimale Belastungshäufigkeit liegt im Gesundheitssport etwa bei dreimal pro Woche. Man kann aber auch täglich trainieren, wenn man das will. Durch Verdoppelung der Trainingshäufigkeit erreicht man aber keine Verdoppelung des Trainingseffektes. Es empfiehlt sich aber, einmal pro Woche ein längeres Stoffwechseltrai-

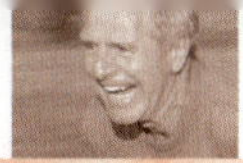

ning mit niedriger bis mittlerer Intensität durchzuführen, vielleicht über eine Stunde oder mehr. Dadurch bringt man den Fettstoffwechsel in Hochform. Die optimale Belastungshäufigkeit in der Lebensmitte wird jedoch nicht nur durch die Zeit begrenzt, die man für das körperliche Training aufwenden möchte oder kann, sondern auch davon, wie schnell man sich von der Belastung wieder vollständig erholt. Jede Leistungssteigerung wird nämlich nicht nur durch die Belastung selbst, sondern auch durch die Erholung nach der Belastung bestimmt, die in einen Zustand der Überkompensation (Superkompensation) führt. Nur dann ist der nächste Trainingsreiz auch wirklich trainingswirksam.

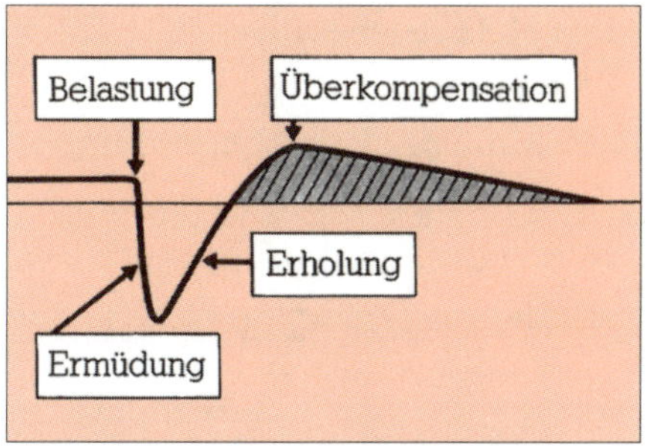

Der Zyklus der Überkompensation (Superkompensation) ist die Grundlage jeder Leistungssteigerung.

Der Zyklus der Überkompensation

Die Grundlage jeder Leistungssteigerung ist der regelmäßige Rhythmus von Belastung, Ermüdung, Erholung und Überkompensation (Superkompensation). Nur dann baut der Organismus ein Leistungsniveau auf, das höher ist als das Ausgangsniveau vor dem Training. Es ist also nicht nur die Belastung selbst wichtig, sondern der gesamte Zyklus der Superkompensation.

Die Geschwindigkeit der Erholung ist unterschiedlich. Sie nimmt mit dem Alter ab und mit dem Trainingszustand zu. Wenn man also untrainiert ist und in der Lebensmitte wieder mit einem sportlichen Training beginnt, sollte man eine längere Erholungszeit berücksichtigen. Nur wenn auch Erholung und Regeneration bewußt erlebt werden, ist der Trainingsprozeß optimal. Man kann den Erholungs-

EMPFEHLUNG

Das Netz regenerativer Maßnahmen

- Planung der Belastungen (Trainingsplan, Trainingssteuerung)
- Eine gesunde, leistungsfördernde Ernährung
- Ausreichend Schlaf und bewußte Entspannung
- Außerdem: physikalische Maßnahmen wie Massagen, Bäder, Sauna, UV-Licht, Sonnenlicht, Klimawechsel, Höhenaufenthalt u. a.

prozeß beschleunigen, wenn man alle regenerativen Maßnahmen beachtet und anwendet (siehe Kasten). Wenn man ein bewußtes Gespür nicht nur für die optimale Trainingsbelastung, sondern auch für die optimale Erholung entwickelt, wird man den größten Effekt durch sein Training erzielen.

Das »grüne« Rezept

Als Pendant zum »weißen« Rezept, auf dem die üblichen Medikamente verordnet werden, könnte man nun ein »grünes« Rezept formulieren, mit dem man eine gesunde Bewegung wie ein Medikament verordnet: indiziert, dosiert und kontrolliert – auch als Therapie bei chronischen Erkrankungen und Zivilisationskrankheiten. Gleichzeitig ist dieses »grüne Rezept« die optimale Dosierung für den Gesundheitssportler, der mit geringstem Aufwand den größtmöglichen gesundheitlichen Effekt erzielen möchte:

- Bewegung in einer ausdauerbetonten Bewegungsart wie Spazierengehen, Bergwandern, Walking, Nordic Walking, Waldlauf, Radfahren, Skilanglauf u. a.
- dreimal pro Woche;
- jeweils 30 bis 40 Minuten;
- in einem Tempo, bei dem man sich noch unterhalten kann;
- als Ergebnis: leichte Ermüdung – keine Erschöpfung!
- Die nächste Trainingseinheit erst dann, wenn man sich von der vorhergehenden vollständig erholt hat.

So fängt man an

Man sollte sich mit seinem Bewegungsprogramm immer wohlfühlen, von Anfang an und auch später. Ein »Plan zum Wohlfühlen«

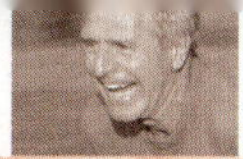

muß zuerst die eigene individuelle Situation analysieren. Man sollte sich zunächst von seinem Hausarzt untersuchen lassen; denn es gibt auch Gründe, die momentan gegen eine körperliche Belastung sprechen können (siehe Kasten). Wenn alles in Ordnung ist, sollte man sich dann zum Beispiel folgende Fragen stellen: Lebe ich gesund? Ist mein Gewicht in Ordnung? Wieviel sollte ich abnehmen?

Dann sollte man mit »seinem« Bewegungsprogramm beginnen, sofort, nicht erst nächste Woche oder nächsten Monat oder im nächsten Jahr. Die Minuten sind wichtiger als die Jahre. Es kommt darauf an, was Sie jetzt machen. Man schafft sich einen zeitlichen Freiraum, vielleicht dreimal in der Woche 30 bis 40 Minuten, und beginnt in dieser Zeit sein Bewegungsprogramm: Man geht spazieren, wandert oder läuft oder fährt mit dem Rad. Beim Laufen beginnt man zuerst mit leichtem Traben, vielleicht 50 oder 100 Meter, und legt dann Gehpausen ein, ebenfalls 50 bis 100 Meter, und beginnt dann aufs neue zu traben, zunächst vielleicht nur zwei bis drei bis fünf Kilometer.

Wer lieber mit dem Fahrrad fährt, sucht sich eine geeignete Strecke aus und fährt vielleicht 10 bis 20 oder 25 oder 30 Kilometer, locker und leicht mit hoher Tretgeschwindigkeit, um den Kraftein-

GUT ZU WISSEN

Wann man sich nicht körperlich belasten darf:

- Akute Infektionen
- Entzündliche Herde im Körper (z. B. Mandeln, Zähne, Nasennebenhöhlen)
- Zu hoher Blutdruck
- Bedrohliche Herzrhythmusstörungen
- Akute Venenentzündung
- Unbehandelte Schilddrüsenüberfunktion
- Herzklappenfehler (Verengung der Aortenklappe)
- u. a.

Befragen Sie auf jeden Fall immer Ihren Hausarzt, bevor Sie wieder mit einem körperlichen Training beginnen!

satz gering zu halten und mehr die Ausdauer zu trainieren. Die Belastungsintensität steuert man durch die Atmung oder die Pulsfrequenz und lernt es wieder, in den Körper hineinzuhören. Ein Empfinden des Wohlfühlens bei der Belastung ist ein wichtiger Hinweis dafür, daß die Belastung richtig dosiert ist.

Mit zunehmender Belastungsverträglichkeit kann man die Trainingsdosierung allmählich erhöhen. Das geht am besten, wenn man zunächst die Streckenlänge und dann das Tempo erhöht – nicht umgekehrt. Auf diese Weise werden alle Stoffwechselwege schonend in Gang gebracht, so daß sie harmonisch zusammenwirken.

Gewicht abnehmen durch Bewegung

Sicherlich kann man auch Gewicht abnehmen ohne Bewegung im Sinne von Sport. Das hat zum Beispiel Karl Lagerfeld ganz gut bewiesen. Er hat durch seine Methode immerhin über vierzig Kilogramm an Gewicht abgenommen – ohne Sport. Das Problem dabei ist nur, daß der Körper seinen Stoffwechsel, vor allem den Grundumsatz, herunterreguliert und dann mit weniger Kalorien auskommt. Daher nimmt man nach einiger Zeit auch nicht mehr ab, auch wenn man weiterhin weniger zu sich nimmt. Karl Lagerfeld hat seinen Grundumsatz nicht durch Sport, sondern durch Eiweißzulagen angekurbelt. Seine Hauptmaßnahmen zur Gewichtsabnahme waren:

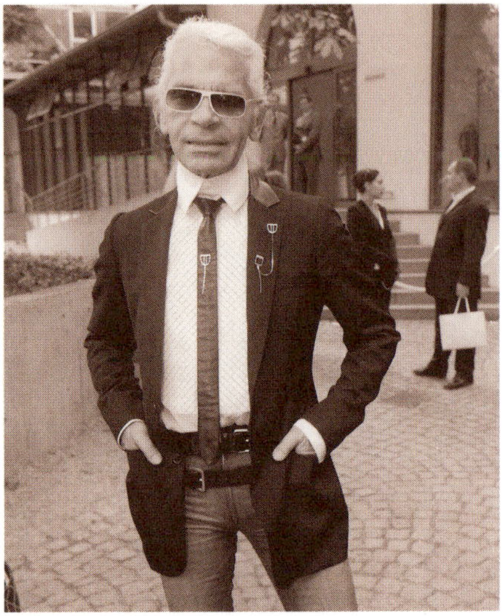

Karl Lagerfeld trennte sich von 42 Kilogramm – ohne Sport.

- Viel mageres Eiweiß (siehe auch Seite 102 ff.) vor allem in Form von Fisch, Meeresfrüchten, Geflügel und einem Eiweißkonzentrat als Nahrungsergänzung

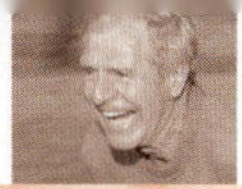

- Viel Gemüse und Obst
- Kein Zucker, kein Fett, kein Alkohol (höchstens ein Gläschen Rotwein)
- Eine gute Nahrungsergänzung (siehe auch Seite 148)
- Umdenken (!)

Dabei ist das Umdenken bei der Gewichtsabnahme der erste und wichtigste Schritt. Man muß wissen, warum man abnehmen möchte. Das Ziel muß so stark sein, daß alle Verhaltensweisen durch dieses Ziel gesteuert werden – auch das Denken und die Intelligenz. Karl Lagerfeld sagte dazu: »Es ist unmöglich, schlank zu werden und dumm zu bleiben.« Und noch etwas Weiteres kann man von Karl Lagerfeld lernen: Er identifiziert sich nicht mit seinem Körper. Er betrachtet ihn als Instrument, das er so formt, wie er es möchte. *»Der Körper tut das, was ich von ihm will!«*

Karl Lagerfeld verhält sich hier wie ein echter Yogi, ohne daß er es weiß – oder nach dem Grundsatz: Der Mensch ist Geist, der einen Körper hat.

Normalerweise wird man jedoch auf Dauer Probleme bekommen, auf diese Weise ohne Bewegung Gewicht abzunehmen und es zu halten. Wenn man aber die Grundsätze von Karl Lagerfeld mit einer richtig dosierten Bewegung kombiniert, wird man auf jeden Fall einen großen zusätzlichen Nutzen davon haben.

Die »Milchmädchenrechnung« ist falsch

Der Nutzen körperlicher Bewegung besteht aber nicht nur darin, durch die Bewegung Kalorien zu verbrennen. Denn das ist nicht viel – und das ist auch eine Milchmädchenrechnung, die viele Menschen demotiviert. Diese Rechnung ist schnell gemacht: Pro Liter aufgenommenen Sauerstoffs kann man fünf Kilokalorien (kcal) an Energie gewinnen. Wenn man also zum Beispiel eine maximale Sauerstoffaufnahmefähigkeit (siehe Seite 56 f.) von drei Litern pro Minute hat und beim Training mit etwa zwei Drittel seiner maximalen Leistungsfähigkeit trainiert, nimmt man pro Minute etwa zwei Liter Sauerstoff auf und kann also pro Minute etwa 10 Kilokalorien (kcal) verbrennen – also in einer Stunde etwa 600 Kilokalorien (kcal), mehr nicht. Wenn man bedenkt, daß man etwa 7500 Kilokalorien (kcal) verbrauchen muß, um ein Kilogramm Fettgewebe abzubauen, kann man sich vorstellen, wie lange das dauert. Ein Hochleistungssportler im Ausdauerbereich (zum Beispiel ein Radprofi) hat eine doppelt so große maximale Sauerstoffaufnahmefähigkeit, also von etwa sechs Litern pro Minute. Wenn also ein Radprofi sich genauso mit zwei Dritteln seiner maximalen Leistungsfähigkeit im Training belastet, nimmt er vier Liter Sauerstoff pro Minute auf – und verbrennt dadurch 20 Kilokalorien (kcal) pro Minute oder 1200 Kilokalorien pro Stunde, also doppelt soviel wie ein gesunder, aber untrainierter Mensch.

Es ist also nicht hilfreich – und entspricht auch nicht der Wahrheit –, wenn man nur folgende Rechnung präsentiert: Wenn man eine halbe Stunde Sport im moderaten Intensitätsbereich betreibt, verbrennt man nur etwa 300 Kilokalorien – und die hat man durch ein halbes Stück Torte sofort wieder aufgenommen. Also nimmt man durch Bewegung nicht ab. Das ist deswegen nicht ganz richtig, weil für die Gewichtsabnahme durch Bewegung nicht so sehr der direkte Kalorienverbrauch entscheidend ist, sondern eine ganze Palette anderer, viel wichtigerer Faktoren.

Nutzen körperlicher Aktivität für die Gewichtsabnahme

Es sind vor allem folgende durch Bewegung vermittelte Faktoren, die für die Gewichtsabnahme viel wichtiger und hilfreicher sind als der direkte Kalorienverbrauch, nämlich:

- Optimierung des Fettstoffwechsels. Der Körper lernt es erst wieder, Energie aus dem Fettstoffwechsel zu gewinnen.
- Die Fettzellen stülpen an ihrer Oberfläche Beta-Rezeptoren aus, an denen die fettabbauenden Enzyme andocken können.
- Die Aktivität der fettabbauenden Enzyme wird gesteigert.
- Der Grundumsatz wird angekur-

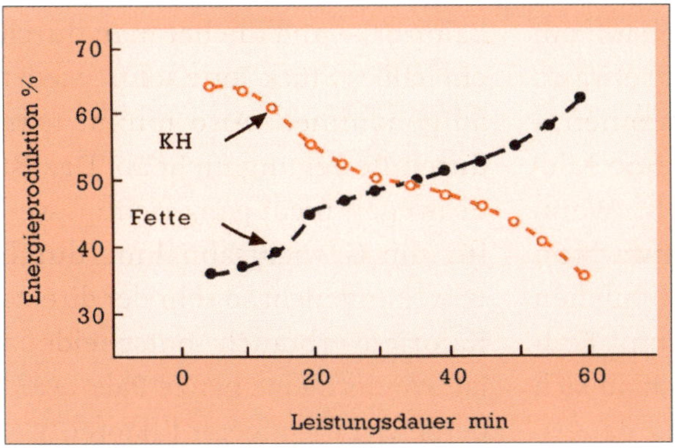

Zusammenhang zwischen Kohlenhydratstoffwechsel (KH), Fettstoffwechsel und Belastungsdauer.

belt, so daß der Energieverbrauch auch in Ruhe gesteigert bleibt.

• Die Insulin-Empfindlichkeit wird erhöht, so daß der Körper nun mit einem niedrigeren Insulinspiegel auskommt und weniger Fett in die Fettzellen geschleust wird.

• Die Insulinresistenz wird vermindert oder ganz beseitigt.

• Der Appetit wird reguliert und normalisiert, so daß man nicht immer Hunger hat und der Körper es lernt, von den körpereigenen Energiereserven zu leben.

• Die Muskulatur wird aufrechterhalten und dadurch auch die körperliche Leistungsfähigkeit und Belastbarkeit.

Alle diese Vorgänge sind wichtig, um dauerhaft Gewicht abzunehmen und es dann auch ohne große Mühe beizubehalten. Beim körperlichen Training für die Gewichtsabnahme sollte man auch wissen, daß Fette nur mit Sauerstoff verbrennen. Wenn man zu intensiv trainiert, also mit zu hohem Tempo, gelangt der Körper an die Grenze seiner maximalen Sauerstoffaufnahmefähigkeit – und verbrennt dann Kohlenhydrate, weil diese in ihrer Grundformel $C_6H_{12}O_6$ pro Molekül sechs Atome Sauerstoff (O_6) mitbringen.

Es ist also besser, langsamer und dafür vielleicht etwas länger zu trainieren, wenn man Fette verbrennen oder den Fettstoffwechsel trainieren will. Außerdem sollte man in der Ernährung darauf achten, weniger zu essen, größere Abstände zwischen den Mahlzeiten einzuhalten und vielleicht einige Eiweißzulagen (siehe auch Seite 102 ff.) einzubauen. Bei den Kohlenhydraten sollte man die mit einem hohen glykämischen Index (GI) (siehe Seite 95) vermeiden, weil sie viel Insulin anlocken und dadurch die Fettzellen mit Fett vollstopfen.

Den Effekt eines Ausdauertrainings zur Gewichtsabnahme merken Sie nach einigen Wochen. Der Fettstoffwechsel und seine Enzyme brauchen Zeit, um sich zur vollen Stärke zu entwickeln. Wenn Sie dann einige Monate Fettstoffwechsel-Training hinter sich haben, stabilisiert sich der Erfolg. Der Körper hält sein Gewicht und Sie werden dadurch unabhängiger von der Ernährung. Sie werden nicht mehr durch den Körper versklavt, sondern gewinnen innere Freiheit.

Bewegung, Sport und freie Radikale

Freie Radikale sind Atome oder Moleküle, denen in der Elektronenschale ein Elektron fehlt, so daß diese Atome oder Moleküle sehr instabil werden. Sie versuchen, das ihnen fehlende Elektron anderen benachbarten Strukturen zu entreißen.

Dadurch entsteht eine Kettenreaktion, die die umgebenden Strukturen wie Proteine, Enzyme, Lipide und die Erbsubstanz (DNA) schädigen. Es kommt zu Zellschädigungen, Arteriosklerose, Krebserkrankungen und rascherer Alterung.

Freie Radikale entstehen in der Umwelt zum Beispiel durch UV-Licht, Ozon, Stickoxide, Zigarettenrauch oder Strahlung und im Körper als Abfallprodukt durch den Energiestoffwechsel des Sauerstoffs. Etwa zwei bis fünf Prozent der »verbrannten« Sauerstoffmoleküle werden als freie Sauerstoff-Radikale freigesetzt. Der Körper würde sich also durch den Sauerstoff, den er zum Leben benötigt, selber schädigen und zerstören – wenn er nicht gleichzeitig Schutzsysteme entwickelt hätte, die diese freien Radikale neutralisieren und unschädlich machen können.

Tatsächlich verfügt der Körper über ein ganzes Netzwerk von Schutzsystemen gegen diese freien Radikale. Man kann dabei enzymatische und nicht-enzymatische Schutzsysteme unterscheiden, die wie ein aufeinander abgestimmtes Netzwerk zusammenarbeiten und sich gegenseitig ergänzen.

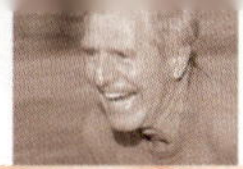

Die enzymatischen Schutzsysteme gegen freie Radikale

Enzyme sind Eiweißstrukturen, die in der Lage sind, biologische Vorgänge in eine bestimmte Richtung zu lenken – so auch bei den enzymatischen Schutzsystemen gegen freie Radikale. Diese Enzyme haben komplizierte Namen – zum Beispiel Superoxid-Dismutase (SOD), Katalase oder Glutathion-Peroxidase (GPx), aber sie haben die einfache Funktion, freie Sauerstoffradikale in unschädliche Produkte wie Sauerstoffmoleküle und Wasser umzuwandeln. Dabei werden sie von Spurenelementen wie Mangan, Kupfer, Zink und Selen unterstützt.

Hochregulierung der enzymatischen Schutzsysteme durch Bewegung

Wichtig ist zu wissen, daß diese Enzyme durch moderate körperliche Aktivität in ihrer Funktion hochreguliert und optimiert werden. Wenn man sich jedoch zu intensiv belastet, sich also »übernimmt«, werden mehr freie Sauerstoffradikale produziert, als die enzymatischen Schutzsysteme neutralisieren können, so daß der Körper mit freien Radikalen überschwemmt wird – ein Zustand, den man als »oxidativen Streß« bezeichnet. Dieser »oxidative Streß« ist die Ursache vieler Krankheiten, die durch freie Radikale gefördert werden, zum Beispiel Arteriosklerose – damit auch Herzinfarkt, Schlaganfall, Durchblutungsstörungen – Zuckerkrankheit, rheumatische Erkrankungen und vielleicht sogar Krebserkrankungen.

Es wäre jedoch paradox, wenn man durch körperliche Aktivität gerade jene Erkrankungen fördern würde, die man eigentlich durch diese körperliche Aktivität vermeiden möchte. Diese Gefahr besteht tatsächlich – aber nur durch zu intensives Training vor allem bei zunehmendem Alter, weil die enzymatischen Schutzsysteme bei Älteren weniger gut funktionieren und mehr Zeit brauchen, um sich zu entwickeln und anzupassen. Wenn sie sich aber entwickelt und der erhöhten Sauerstoffdurchflutung angepaßt haben, verfügt der Trai-

> **INFO GESUNDHEIT**
>
> **Durch freie Radikale geförderte Krankheiten**
>
> - Arteriosklerose: Herzinfarkt, Schlaganfall, Durchblutungsstörungen
> - Zuckerkrankheit (Diabetes mellitus) mit Folgekrankheiten an Augen, Nieren und Füßen
> - Lungenerkrankungen: chronische Bronchitis, Asthma bronchiale, Lungenemphysem
> - Gelenkerkrankungen: rheumatisch-entzündliche und degenerative Gelenkerkrankungen (Arthrosen)
> - Krebserkrankungen
> - Alterserkrankungen: vorzeitige Alterung, Morbus Parkinson, Morbus Alzheimer
> - Augenerkrankungen: Grauer Star, Maculadegeneration

nierte über ein viel besseres Schutzsystem gegen freie Radikale als der Untrainierte.

Darauf beruht der vorbeugende Schutz eines moderaten Ausdauertrainings gegen alle durch freie Radikale geförderten Störungen und Erkrankungen.

Das Prinzip der Allmählichkeit

Hier findet das alte einfache Trainingsprinzip, nämlich das Prinzip der Allmählichkeit, seine Anwendung. Man muß dem Körper Zeit lassen, durch richtig dosierte Trainingsbelastungen allmählich die Schutzsysteme zu entwickeln, die er braucht, um die bei der Belastung entstehenden freien Radikale unschädlich zu machen.

Das Prinzip der Allmählichkeit hat nach der Sage bereits im Altertum Herakles praktiziert. Er hat täglich ein Kalb auf seinen Schultern um das Stadion getragen. Täglich und regelmäßig – bis sich daraus ein ausgewachsener Ochse entwickelt hatte. Nach dem Prinzip der Allmählichkeit hatte Herakles auf diese Weise seine Kräfte schonend und allmählich entwickelt und dem Körper die Zeit gegeben, sich an die langsam zunehmende Trainingsbelastung anzupassen.

Das Prinzip der Allmählichkeit ist besonders in der Lebensmitte und in höherem Lebensalter wichtig, weil alle Systeme jetzt längere Zeit brauchen, um sich an ein höheres Leistungsniveau anzupassen – vor allem Gelenke, Sehnen, Bänder und die Schutzsysteme.

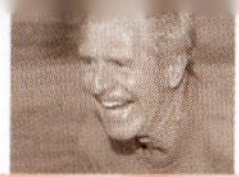

Die nicht-enzymatischen Schutzsysteme gegen freie Radikale

Es gibt außer dem enzymatischen Schutzsystem ein System von nicht-enzymatischen antioxidativen Schutzstoffen, die einerseits wasserlöslich und andererseits fettlöslich sind, so daß sie alle Zellstrukturen vor freien Radikalen schützen können. Diese nicht-enzymatischen Schutzstoffe gegen freie Radikale nennt man Antioxidantien. Das sind Stoffe, die den freien Radikalen das ihnen fehlende Elektron abgeben und sie so neutralisieren, ohne selbst zum freien Radikal zu werden. Auf diese Weise sind Antioxidantien in der Lage, die durch freie Radikale ausgelösten Kettenreaktionen zu beenden. Antioxidantien werden teilweise vom Körper selbst erzeugt, zum größten Teil müssen sie jedoch durch die Nahrung zugeführt werden (siehe Seite 122). Das sind vor allem die Vitamine C und E, die Carotinoide, die sekundären Pflanzenstoffe sowie die Spurenelemente Selen und Zink.

Körperliche Aktivität – frei von freien Radikalen

Wenn man fit und gesund sein und bleiben möchte, sollte man also auch diese Zusammenhänge beachten und die körperliche Aktivität frei von freien Radikalen gestalten. Dazu sind folgende Punkte wichtig:

- Moderates Ausdauertraining mit geringer bis mittlerer Intensität im sauerstoffreichen Bereich (ohne Sauerstoffmangel)
- Steigerung der Belastungsintensität nach dem Prinzip der Allmählichkeit (Beispiel Herakles)
- Ausreichende Erholung (Regeneration) durch Einlegen von Ruhetagen
- Antioxidantienreiche Ernährung (siehe Seite 119 f.)
- Substitution von Antioxidantien bei oxidativem Streß.

Gerade in der Lebensmitte ist es wichtig, diese Zusammenhänge zu berücksichtigen, weil der Körper altersbedingt länger braucht, seine antioxidativen Schutzsysteme aufzubauen, damit sie wieder ihre frühere Funktion zu erreichen.

Leistungssport im Alter

Bisher haben wir überwiegend von Gesundheitssport gesprochen, der vor allem der Gesundheit, der Rehabilitation, Prävention und Therapie von bereits bestehenden Erkrankungen dient. Dabei steht die Leistung im Hintergrund. Beim Leistungs- und Hochleistungssport dagegen geht es nicht so sehr um gesundheitliche Motive, sondern vor allem um die Leistung. Qualität und Quantität der Beanspruchung werden nach leistungsmäßigen Gesichtspunkten dosiert, und die Teilnahme an Wettkämpfen wird angestrebt. So kann zum Beispiel aus einem Freizeitsportler, der regelmäßig an Volkslaufwettbewerben teilnimmt, ein Leistungssportler werden, wenn er immer bessere Plazierungen anstrebt. Wenn man im Seniorenbereich Leistungssport betreiben will, sind folgende Gesichtspunkte zu berücksichtigen:

- Am Anfang sollte immer eine gründliche sportmedizinische Untersuchung stehen, um die Belastbarkeit zu prüfen und Risikofaktoren festzustellen.
- Man sollte sich gründlich und langsam vorbereiten und einen genügend großen Zeitraum dafür vorsehen. Ein Hochleistungssportler braucht in der Jugend prinzipiell etwa zwölf Jahre, bis er seine Höchstleistung erreicht. Im Seniorenbereich sollte man zumindest zwei bis drei Jahre Vorbereitungszeit bis zum ersten Wettkampf einplanen.
- Man sollte erst den Umfang und dann die Intensität des Trainings steigern – immer nach dem Prinzip der Allmählichkeit.
- Der Bewegungsapparat (Knochen, Sehnen, Bänder, Gelenke) braucht länger zur Anpassung an die Belastung als die Muskulatur oder das Herz-Kreislauf-System oder der Stoffwechsel.
- Die antioxidativen Schutzsysteme gegen die bei hoher Belastungsintensität vermehrt entstehenden freien Radikale brauchen im Alter länger, um sich zu entwickeln. Man muß ihnen diese Zeit lassen, um sich nicht durch oxidativen Streß zu schädigen oder das Entstehen von Krankheiten, die durch freie Radikale gefördert werden, zu begünstigen.
- Die Erholungszeit (Regenera-

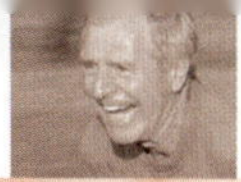

tion) dauert länger. Man sollte ein Gefühl für eine vollständige Erholung entwickeln und alle Methoden zur Verbesserung der Regeneration anwenden. Das Zaubermittel zur Regeneration heißt: Ruhetag!

- Die Ernährung sollte reich an antioxidativen Schutzstoffen sein (siehe Seite 122). Eine Supplementierung mit einer antioxidantienreichen Nahrungsergänzung kann bei Engpässen in der Nährstoffversorgung empfehlenswert sein.

Bei Wettbewerben der Seniorenklasse gibt es eine Einteilung nach Altersklassen – aber auch nach der geistigen Einstellung. Man kann dabei die »Leistungsbetonten«, die »Gemäßigten« und die »Vernünftigen« unterscheiden.

Die »Leistungsbetonten« trainieren sehr ehrgeizig, fast aggressiv. Meistens handelt es sich dabei um Alterssportler, die erst in späteren Jahren mit dem Sport begonnen haben und bisher diese Seite ihrer Persönlichkeit nicht kannten. Diese Gruppe muss man fast ein bisschen bremsen, weil sie dazu neigt, sich vor lauter Begeisterung zu übernehmen.

Die »Gemäßigten« sind meistens Alterssportler, die in der Jugend Leistungssport betrieben haben und nach einer Pause von einigen Jahren oder Jahrzehnten wieder neu mit dem Sport beginnen. Diese Gruppe hat ihre persönlichen sportlichen Höhepunkte bereits erlebt. Der Ehrgeiz ist daher geringer. Dieser Gruppe genügt es, wieder einen guten Trainingszustand zu erreichen und ohne Ermüdung längere Strecken zurücklegen zu können, wobei das Tempo nicht im Vordergrund steht.

Die »Vernünftigen« treiben Sport, um gesund zu bleiben. Sie verzichten auf ein hohes Tempo und widmen sich eher längeren Strekken, die sie in lockerem Tempo mit Spaß und Freude zurücklegen. Dabei hören sie in sich hinein und stimmen die Belastungen in Tempo und Streckenlänge auf ihre aktuelle Belastungsverträglichkeit harmonisch ab. Einmal aber muß man wieder mit dem Leistungssport aufhören und zum Gesundheitssport zurückkehren. Man sollte also vernünftig sein und in jedem Lebensalter das rechte Maß finden.

ERNÄHRUNG:
Was Ihr Körper wirklich braucht

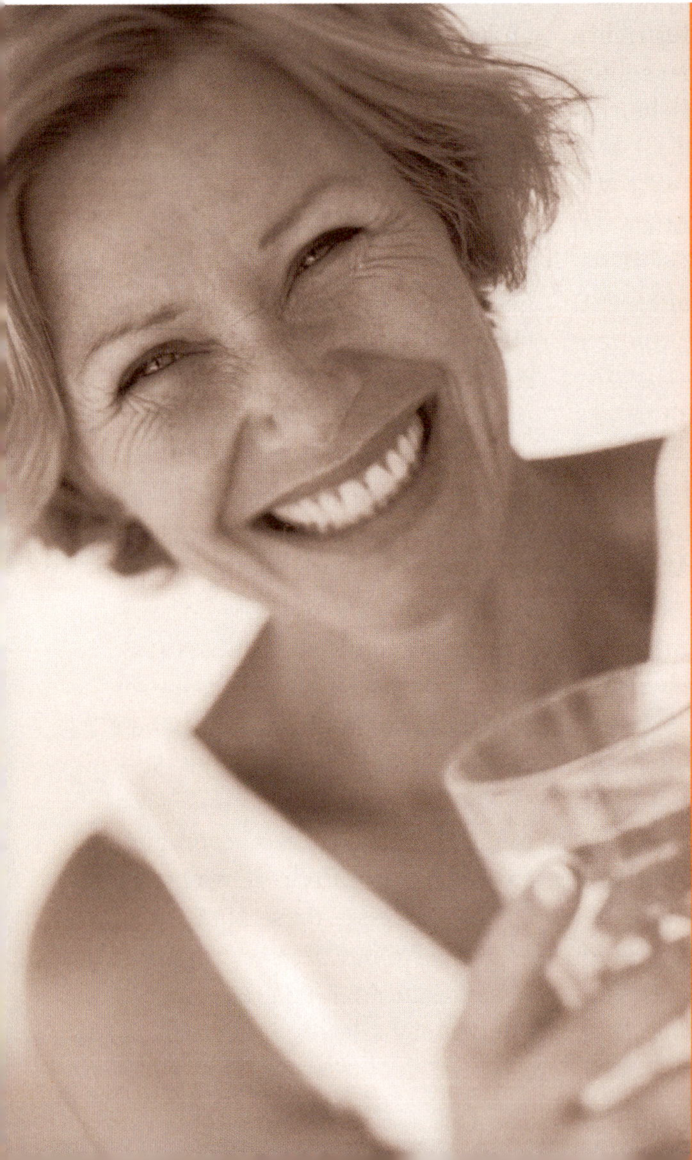

Es gibt viele Ratschläge in der Ernährung, um fit und gesund zu werden und ein hohes Alter zu erreichen – aber der wichtigste, wissenschaftlich gut belegte Ratschlag scheint der beste Ernährungstip mit dem größten Effekt für ein langes Leben zu sein. Er ist verblüffend einfach und heißt: Weniger essen!

»

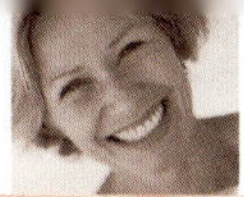

In der Lebensmitte und auch später bedeutet eine gesunde Ernährung: weniger essen, aber qualitativ hochwertig mit der richtigen Kombination der richtigen Nahrungsmittel. Dabei sollten folgende Bilanzen ausgeglichen gestaltet werden:

- Energiebilanz
- Bilanz der Makronährstoffe: Kohlenhydrate, Fette, Eiweiß
- Bilanz der Mikronährstoffe: Vitamine, Mineralstoffe, Spurenelemente
- Sekundäre Pflanzenstoffe
- Flüssigkeitsbilanz

Die Energiebilanz

Wenn es noch vor einigen Jahren hieß: »Sechs kleine Mahlzeiten sind gesünder als drei große«, so heißt es in Zukunft: »Drei kleine Mahlzeiten sind gesünder als sechs kleine!« Hundertjährige haben sich schon immer knapp, aber vollwertig ernährt. Auch im Sport gilt dieser Grundsatz längst, sich möglichst knapp und an den Bedarf angepaßt zu ernähren.

Eine knappe Ernährung sollte auch dazu führen, sein Normalgewicht zu erreichen und einen Body-Mass-Index (BMI) unter 25 anzustreben. Die Energiebilanz ist dann ausgeglichen, wenn man sein Normalgewicht erreicht und beibehält. In allen zivilisierten Ländern sind Übergewicht und das damit verbundene Metabolische Syndrom (siehe Seite 95) samt Folgeerkrankungen die Hauptursachen für einen vorzeitigen Alterungsprozeß.

Wahrscheinlich hat sogar keine andere einzelne Komponente unserer Nahrung einen so starken negativen Einfluß auf unser Herz-Kreislauf-System wie die Fettanhäufung im Bauchraum (die sogenannte abdominelle Adipositas), wie wir sie bei der »Apfelform« der Adipositas beschrieben haben (siehe Seite 29).

Dieses Fett kann man auch nicht durch Absaugen beseitigen, sondern nur durch Gewichtsabnahme. Solange diese Hauptstörgröße bestehen bleibt, kann man auch durch noch so große Bemühungen nicht den optimalen Erfolg

INFO GESUNDHEIT

Normalgewicht ist eine der wichtigsten durch die Ernährung gestaltbaren Komponenten gegen einen vorzeitigen Alterungsprozeß. Wahrscheinlich hat keine einzelne Komponente unserer Nahrung einen so starken negativen Einfluß auf unser Herz-Kreislauf-System wie die Fettanhäufung innerhalb des Bauchraumes (abdominelle Adipositas).

F. B. Hu und W. C. Willett, 2001

seiner Fitneß-Bestrebungen erreichen.

Die Empfehlung einer Kalorien-Reduktion um bis zu 30 % setzt aber voraus, daß die Ernährung nur in ihrem Energiegehalt reduziert wird – aber trotzdem ausreichend Eiweiß und Mikronährstoffe (vor allem Antioxidantien und sekundäre Pflanzenstoffe) enthält (siehe Seite 112).

Oder ganz einfach: Wenn man die Quantität der Ernährung vermindert, muß man die Qualität erhöhen und zunehmend vollwertigere Nahrungsmittel mit einer großen Nährstoffdichte verwenden.

Die Bilanz der Makronährstoffe

Kohlenhydrate

Verdauungssystem und Stoffwechsel sind über Hunderttausende von Jahren und über Tausende von Generationen durch das Nahrungsangebot aufgebaut worden, das dem Menschen bisher zur Verfügung stand. Verdauungssystem und Stoffwechsel sind immer noch gleich – aber das Nahrungsangebot hat sich in den letzten beiden Generationen schnell und drastisch verändert, vor allem im Bereich der Kohlenhydrate. Früher waren die Menschen Jäger und Sammler. Sie mußten sich ihre Nahrung erlaufen und hatten allein schon dadurch genügend Bewegung. Als Jäger erlegten sie wilde Tiere und hatten dadurch mageres Fleisch und mageres Eiweiß. Als Sammler ernährten sie sich von Wurzeln, Samen und Früchte und hatten dadurch natürliche Kohlenhydrate, die als Stärke in schwer verdaulichen Pflanzenzellwänden eingeschlossen waren. Wegen des hohen Ballaststoffanteiles wurden die in den Pflanzen eingeschlossenen Kohlen-

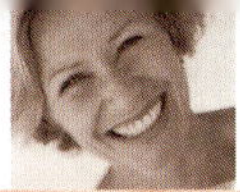

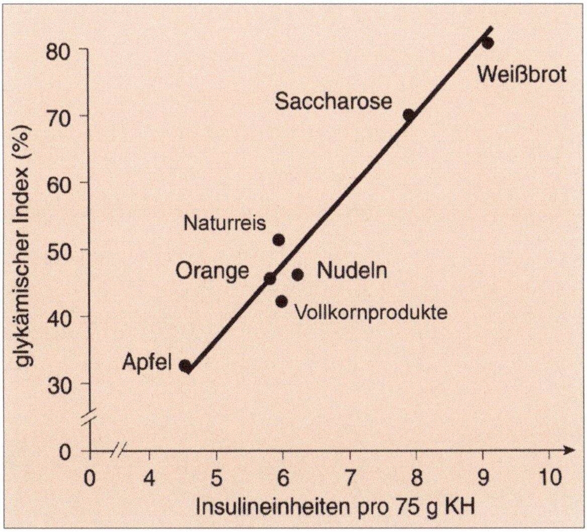

Kohlenhydrate (KH) mit einem hohen glykämischen Index (GI) haben für die gleiche Menge an Kohlenhydraten einen deutlich höheren Insulinbedarf.

hydrate nur langsam freigesetzt und »sickerten« langsam ins Blut. Daher stieg der Blutzuckerspiegel kaum an, und der Körper brauchte nur wenig Insulin, um den Blutzuckerspiegel im Normbereich zu halten.

Als der Mensch zunehmend Getreide anbaute, blieb dies so, weil auch Getreidekörner in ihrer Schale Ballaststoffe enthalten. Erst als der Mensch die Zellwände der Pflanzen zerstörte und die Ballaststoff-Anteile entfernte, wurde dieses natürliche Gleichgewicht durcheinandergebracht: Kohlenhydrate und Zucker wurden schneller freigesetzt, »schossen« ins Blut und führten zu einem schnellen Anstieg des Blutzuckerspiegels. Dadurch braucht der Körper mehr Insulin, das aber nicht nur den Blutzucker in die Muskelzellen hineinschleust, sondern auch die Fettzellen mit Fett vollstopft. Und schon haben wir die Fettsucht des modernen Menschen in der Zivilisation!

Noch schlimmer sind die Folgen kurzkettiger Kohlenhydrate, die schnell ins Blut »schießen«, wenn eine Insulinresistenz vorliegt. Auch wenn sie meistens zu einem gewissen Grad angeboren ist – durch Bewegungsarmut wird diese Insulinresistenz noch drastisch verstärkt. Und bei Insulinresistenz führen die schnell ins

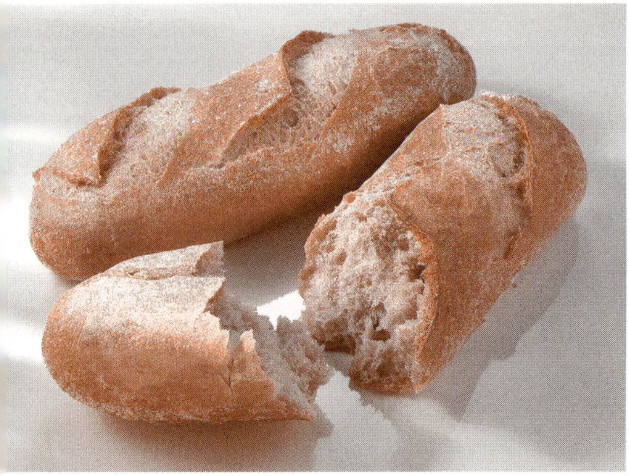

Weißmehlprodukte sind leere Kalorienträger und haben einen hohen glykämischen Index. Sie »schießen« schnell ins Blut und locken Insulin.

Blut schießenden Kohlenhydrate zu einem noch höheren Anstieg von Insulin und damit zu einem noch schnelleren und ausgeprägteren Fettansatz. Es geht also darum, die Insulinresistenz durch ausreichend Bewegung abzubauen und weniger Kohlenhydrate zu sich zu nehmen, die schnell ins Blut schießen. Man sollte also wieder zu den Steinzeit-Gewohnheiten zurückkehren: sich mehr bewegen und Kohlenhydrate mit einem hohen Ballaststoffanteil bevorzugen – oder modern ausgedrückt: Kohlenhydrate mit einem niedrigen glykämischen Index.

Der glykämische Index (GI)

Der glykämische Index (GI) bezieht sich auf den prozentualen Anstieg des Blutzuckerspiegels nach dem Verzehr eines Lebensmittels, das 50 g Kohlenhydrate enthält. Der glykämische Index gibt also an, wie stark bestimmte Nahrungsmittel den Blutzucker erhöhen und damit auch die Insulin-Produktion in der Bauchspeicheldrüse ankurbeln.

GUT ZU WISSEN

Leere Kalorienträger meiden

Zucker und zuckerhaltige Speisen und Getränke

- Pralinen, Schokolade, Bonbons, Nougat, Marmeladen, Reis, Torte, Limonaden, Coca-Cola u. a.

Weißmehlprodukte

- Weißbrot, Semmeln (Brötchen), Toast, Kuchen, Kekse u. a.

Polierter Reis

Außerdem gehören auch Fette und Alkohol zu den leeren Kalorienträgern – die nur Kalorien liefern, ohne die zu ihrer Verarbeitung notwendigen Mikronährstoffe mitzubringen.

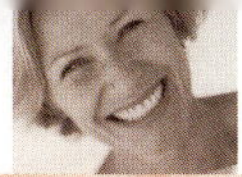

Man kann diese Zusammenhänge vereinfacht so formulieren:

- Kohlenhydrate mit einem glykämischen Index über 70 »schießen« ins Blut, zum Beispiel Zucker, Coca-Cola, Limonaden, süße Schokolade, weißer Reis, Kartoffeln, Weißbrot, Kekse, Kuchen, Torte u. a.
- Kohlenhydrate mit einem glykämischen Index von 50 bis 70 »fließen« ins Blut, zum Beispiel Apfelsaft, Weintrauben, Parboiled-Reis, Nudeln (weich gekocht), Roggenbrot u. a.
- Kohlenhydrate mit einem glykämischen Index bis 50 »sickern« ins Blut, zum Beispiel Gemüse, rohe Karotten, Feigen, Wildreis, Äpfel, Vollkornbrot, Vollkornteigwaren, Pasta (»al dente«), Haferflocken, Pumpernickel, Müsli, Milch, Milchprodukte, Bitterschokolade, Gemüse u. a.

Große Studien belegen, daß eine Ernährung mit einem hohen glykämischen Index die Entstehung von Übergewicht, Diabetes mellitus Typ 2 sowie des Metabolischen Syndroms begünstigt. Und wie be-

GUT ZU WISSEN

Der glykämische Index verschiedener Kohlenhydrate

Bier	110
Traubensorten (Glukose)	100
Weißbrot	95
Kartoffeln, gekocht	85
Karotten, gekocht	85
Roggenbrot	76
Zucker (Saccharose)	72
Weißer Reis	70
Schokolade	70
Coca-Cola, Limonaden	70
Pasta, weich gekocht	55
Parboiled-Reis	48
Weintrauben	45
Apfelsaft	40
Haferflocken, Müsli	40
Pasta, »al dente«	40
Vollkornteigwaren	40
Apfel	38
Wildreis	35
Feigen	35
Karotten, roh	30
Milch und Milchprodukte	30
Bitterschokolade	22
Gemüse	< 15

GUT ZU WISSEN

Vollwertige Kohlenhydrate

Getreidevollkorn und Vollkornprodukte:
Vollkornbrot, Vollkornkekse (vor allem Haferkekse), Vollkornteigwaren, Getreideflocken (vor allem Hafer-, Weizen-, Hirseflocken), Vollkorn-Müsli (ohne Zucker oder Schokolade)

Vollreis:
Naturreis, Parboiled-Reis, Wildreis

Kartoffeln

Obst, Obstsäfte, Trockenfrüchte

Zur Aufwertung minderwertiger Kohlenhydrate:
Weizenkeime, Hefeflocken

reits erwähnt (siehe Seite 95) führt ein immer wieder überhöhter Blutzucker zu einer Verzuckerung von Zellstrukturen – und diese behindert ihre Funktion und bedeutet einen vorzeitigen Alterungsprozeß.

Kohlenhydrate stellen den Hauptbestandteil unserer Nahrung. Ihr Anteil beträgt etwa 45 bis 55 % der gesamten Kalorienzufuhr. Daher ist es besonders wichtig, auf eine hohe Qualität der Kohlenhydrate zu achten und möglichst viele vollwertige Kohlenhydrate mit einem niedrigen glykämischen Index zu verwenden.

Ballaststoffe sind kein Ballast

Ballaststoffe sind schwer verdauliche bis unverdauliche Bestandteile von Kohlenhydraten. Deswegen haben Kohlenhydrate mit einem hohen Ballaststoffanteil meistens auch einen niedrigen glykämischen Index (GI) und weitere Vorteile, denn sie:

- erhöhen das Sättigungsgefühl
- schützen die Darmflora und
- regulieren die Verdauung.

Ballaststoffe ermöglichen es daher, die empfohlene Kalorien-Restriktion mit einem besseren Sättigungsgefühl einzuhalten. Außerdem haben Studien ergeben, daß die Erhöhung der Ballaststoffzufuhr von 15 auf 35 g pro Tag das Dickdarmkrebs-Risiko um 40 % senken kann. Denn Ballaststoffe beschleunigen die Darmpassage, so daß krebserregende Stoffe kaum Zeit haben, auf die Darmwand einzuwirken. Daher sollte man den Ballaststoffanteil in der Ernährung anheben, vor allem bei bewegungsarmer Lebensweise in der Lebensmitte.

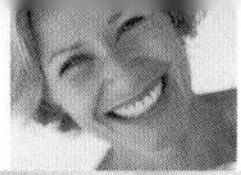

Ballaststoffgehalt einzelner Lebensmittel (modifiziert nach U. Gola)			
	Geringer Ballaststoffanteil unter 3–4 g pro 100 g	*Mittlerer Ballaststoffanteil 4–10 g pro 100 g*	*Hoher Ballaststoffanteil über 6–10 g pro 100 g*
Brot und Backwaren	Weizenbrötchen	Knäckebrot, Roggenbrot, Mischbrot	Vollkornbrot, Pumpernickel
Getreide/ Getreideprodukte	Buchweizen, Mais (auch Cornflakes und Polenta), Hirse, Reis	Dinkel, Hafer, Weizen, Roggen, Gerste, Grünkern	Vollkornprodukte aus den Getreidearten mit mittlerem Ballaststoffgehalt
Obst	Ananas, Äpfel, Avocado, Banane, Feige, Grapefruit, Mango, Melone, Orange, Zitrone, Kirsche, Pfirsich, Mirabelle, Pflaume	Beeren (Brombeeren, Himbeeren, Heidelbeeren, Johannisbeeren, Preiselbeeren, Stachelbeeren), Kiwi	Trockenobst (Pflaumen, Feigen, Aprikosen, Datteln u. a.), Rosinen
Gemüse	Auberginen, Karotten, Kohlrabi, Radieschen, Rettich, Brokkoli, Chinakohl, Blattsalate, Spargel, Spinat, Weißkraut, Wirsing, Gurke, Paprikaschoten, Tomaten, Zucchini, Champignons	Sellerie, Fenchel, Blumenkohl, Grünkohl, Rosenkohl, Zwiebel, Zuckermais	Hülsenfrüchte (Erbsen, Bohnen, Linsen), Schwarzwurzel, Artischocken
Nüsse	Cashew	Walnuß, Pistazien, Paranuß	Kokosnuß, Haselnuß, Mandel, Erdnuß

Fette

Die Zufuhr von Fett sollte 30 bis 35 Prozent der gesamten Energie nicht überschreiten. Besser wäre aber eine noch fettärmere Ernährung mit einer Fettzufuhr von weniger als 30 Prozent der Gesamtenergie. Da die übliche Zivilisationskost meist 40–45 Prozent der Kalorien aus Fett bezieht, sollte man den Fettanteil in der Ernährung drastisch reduzieren.

Die erhöhten Blutfette senken

Vor allem geht es auch darum, erhöhte Fett- und Cholesterinwerte im Blut zu senken, weil sie Risikofaktoren für die Entstehung der Arteriosklerose (Herzinfarkt, Schlaganfall, Durchblutungsstörungen) darstellen. Dazu sind eine Einschränkung der Kalorienzufuhr, Gewichtsabnahme und körperliche Aktivität notwendig. Schon eine relativ geringe Gewichtsabnahme (3–5 kg) kann das erreichen. Während erhöhte Blutfettwerte (Triglyceride) meistens ernährungsbedingt sind (Überernährung, Süßigkeiten, Alkohol) und daher sehr gut durch Beseitigung der Ernährungsfehler gesenkt werden können, ist das beim Cholesterin nicht ganz so der Fall. Denn erhöhte Cholesterinwerte sind mehr durch den körpereigenen Cholesterinstoffwechsel bedingt. Daher kann ein erhöhter Cholesterinspiegel durch eine cholesterinarme Ernährung allein meist nur um etwa 8 bis 10 Prozent gesenkt werden. Wenn man aber eine cholesterinarme Ernährung mit einer Gewichtsabnahme kombiniert, sinkt auch das erhöhte Cholesterin, im Idealfall bis in den Normbereich unter 200 bis 240 mg %. Wenn man dann noch ein Ausdauertraining betreibt, wird zusätzlich das »böse« LDL-Cholesterin verringert und das »gute« HDL-Cholesterin (das vor Arteriosklerose schützt) erhöht.

Die Oxidation des Cholesterins vermeiden

Die Zufuhr von Cholesterin in der Nahrung erhöht also bei Gesunden den Cholesterinspiegel nur wenig und hat daher auch keinen großen Einfluß auf die Entstehung der Arteriosklerose. Das gilt aber nur, wenn das Cholesterin nicht oxidiert. Tierversuche zeigten nämlich, daß die Zufuhr von oxidiertem Cholesterin durch die Nahrung auch

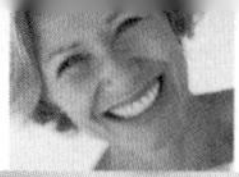

GUT ZU WISSEN

Wahrscheinliches Vorkommen von oxidiertem Cholesterin

Oxidation durch Herstellung, Zubereitung und/oder langes Stehen an der Luft (Kontakt mit Sauerstoff der Luft, vor allem bei großer Oberfläche)

- Eipulver, sprühgetrocknet, und alle daraus hergestellten Produkte
- Eigelbpulver, sprühgetrocknet, und alle daraus hergestellten Produkte
- Eipulverhaltige Puddingpulver und alle daraus hergestellten Produkte
- Eierteigwaren
- Omelette
- Milchpulver, sprühgetrocknet, und alle daraus hergestellten Produkte, zum Beispiel Schokolade, Puddingpulver, Eiscremepulver, Trockensuppen u. a.
- Kleingebäck (Biskuits) mit Butter, Eiern und Milch
- Kuchenteige mit tierischen Fetten
- Geriebener Käse (Parmesan)
- Beim Braten und Erhitzen von Eiern, Fleisch, Wurst, Speck, Schinken, Fisch, tierischen Fetten (Rinder- und Schweineschmalz), Käse
- Kalt lagerfähige Fleischwaren wie Räucherfleisch, Speck, Schinken, Wurst, Salami, Aufschnitt, Bündnerfleisch u. a.

Modifiziert nach R. Sieber und F. Kieffer

schon in geringen Mengen zu sehr ausgeprägten Formen der Arteriosklerose führt. Man sollte also Nahrungsmittel mit oxidiertem Cholesterin möglichst vermeiden (siehe Kasten). Der Oxidation des körpereigenen Cholesterins kann man durch einen ausreichend hohen Gehalt der Nahrung an Antioxidantien (siehe Seite 119 f.) entgegenwirken.

Gesunde Fette bevorzugen

Bei den Fetten kommt es vor allem darauf an, den Anteil der sogenannten Transfette zu vermindern, wie sie zum Beispiel in Margarine, Fertigprodukten, Süßwaren und fetten Milchprodukten enthalten sind.

Große Studien haben zudem mit folgenden Ernährungs-Mythen aufgeräumt:

- Nüsse enthalten mehr als 50 % der Energie an Fett und galten daher bisher als nicht empfehlenswert für eine gesunde und fettarme Ernährung. Inzwischen hat man aber erkannt, daß Nüsse einen hohen Anteil vor allem an ungesättigten Fettsäuren enthalten, die das Risiko für Arteriosklerose sogar vermindern.
- Ebenso galten Eier als ungesund. Ein Ei pro Woche genügt, so hieß es. Inzwischen durchgeführte Studien zeigten bei Gesunden jedoch keinen eindeutigen Zusammenhang zwischen der Cholesterinzufuhr, zum Beispiel durch Eier, und dem Risiko für Herz-Kreislauf-Erkrankungen.
- Pflanzliche Öle mit einem hohen Gehalt an ungesättigten Fettsäuren wurden als besonders gesundheitsfördernd propagiert. Inzwischen weiß man, daß die große Zahl der Doppelbindungen der ungesättigten Fettsäuren die in den Ölen enthaltenen Antioxidantien zu ihrem eigenen Schutz benötigen und verbrauchen oder – wenn die Zahl der Doppelbindungen sehr groß ist – sogar dem Körper entziehen. Pflanzliche Öle, die vorwiegend einfach ungesättigte Fettsäuren enthalten, sind in der Bilanz für unseren Körper günstiger, wie zum Beispiel Olivenöl und Rapsöl.

Außer den pflanzlichen Ölen (Olivenöl, Rapsöl) sind auch die Omega-3-Fettsäuren, die vor allem in fetten Fischen (Makrelen, Lachs, Hering) enthalten sind, gesundheitsfördernd. Denn Omega-3-Fettsäuren beugen Arteriosklerose vor, unterstützen das Immunsystem und fördern sogar den Stoffwechsel des Gehirns. Die Konsequenz aus diesen Erkenntnissen lautet:

- weniger Fleisch, weniger Wurst
- mehr Fisch (vor allem Makrele, Lachs, Hering)
- Mehr pflanzliche Öle (vor allem Olivenöl und Rapsöl)

Mehr Fett –
gut für die Gewichtsabnahme?

Die Erkenntnisse über das Insulin, seine Funktion als »Masthormon« und die Rolle der Insulinresistenz

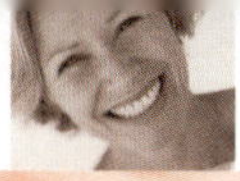

GUT ZU WISSEN

Fettbeurteilung einzelner Nahrungsmittel

Fleisch: Enthält vor allem gesättigte Fettsäuren und Cholesterin – daher reduzieren.
Fisch: Die sogenannten Fettfische (Makrele, Lachs, Hering) enthalten zwar viel Fett, aber mit einem sehr hohen Anteil an gesunden Omega-3-Fettsäuren – daher mehr Fisch!
Milch und Milchprodukte: Das Milchfett gehört auch zu den tierischen Fetten – daher magere Milch und magere Milchprodukte bevorzugen.
Avocado: 100 g Avocados enthaltenen etwa 22 g Fett, sind also fettreich. Es besteht aber überwiegend aus gesunden, einfach ungesättigten Fettsäuren (wie in Olivenöl und Rapsöl) – daher empfehlenswert.
Nüsse: Enthalten meist 50 bis 60 Prozent Fett, das aber überwiegend aus gesunden, einfach ungesättigten Fettsäuren und Alpha-Linolensäure zusammengesetzt ist – daher empfehlenswert.

bei der Gewichtszunahme haben in jüngster Zeit dazu geführt, die Kohlenhydrate insgesamt zu verteufeln und eine betont fettreiche Ernährung zu empfehlen. Unter dem Schlagwort »Low-Carb-Diät« fällt man von einem Extrem in das andere. Das ist ein Lehrbeispiel für eine Modewelle, die nur kurz Bestand haben wird, denn es werden teils Orgien in tierischen Fetten (zum Beispiel Atkins-Diät), teils Low-Carb-Diäten mit extremer Kohlenhydratarmut empfohlen – beides ist aber nicht gesundheitsfördernd. Als Mensch in der Lebensmitte sollte man solche extremen Modewellen nicht mitmachen. Man sollte weise genug sein, das Körnchen Wahrheit in dieser Modeerscheinung zu erkennen – und die extremen Reaktionen zu ignorieren. Das Körnchen Wahrheit ist, daß Kohlenhydrate mit einem hohen glykämischen Index Insulin locken und dadurch den Fettansatz fördern, weil Insulin ein Masthormon ist. Daher sollte man Kohlenhydrate mit einem hohen glykämischen Index meiden. Als Ausgleich dafür könnte man den Fett-Anteil in der Nahrung etwas erhöhen – aber nur an den Fetten, die gesund sind, wie die oben genannten Fettquellen aus pflanzlichen Ölen und Fisch. Das wäre vernünftig.

Eiweiß

Meist wird eine Eiweißzufuhr von etwa 10 bis 15 Prozent der Nahrungsenergie empfohlen, was etwa 0,8 g Eiweiß pro Kilogramm Körpergewicht entspricht. Menschen mit Diabetes mellitus oder Nierenerkrankungen sollten den Eiweißanteil in der Nahrung auf 0,8 g Eiweiß pro Kilogramm oder weniger Körpergewicht beschränken, wenn es Ihnen Ihr Arzt empfiehlt. Studien haben aber ergeben, daß es bei gesunden Erwachsenen in der Lebensmitte günstiger ist, mehr Eiweiß zuzuführen – und zwar etwa 15 bis 30 Prozent der Nahrungsenergie oder 1,0 bis 1,25/1,4 g Eiweiß pro Kilogramm Körpergewicht. Eine eiweißreiche Ernährung hat nämlich eine ganze Reihe positiver und präventiver Aspekte:

- Eiweiß verbessert die Insulinwirkung und unterstützt daher die Regulierung des Blutzuckers.
- Eiweißzulagen erhöhen den

GUT ZU WISSEN

Hochwertige Eiweißspender

- Fettarme Milch und fettarme Milchprodukte: magere Milch, Joghurt, Käse, Quark, Hüttenkäse
- Magerer Fisch: Kabeljau, Flunder, Scholle, Seezunge, Schellfisch, Heilbutt, Forelle, Rotbarsch, Steinbeißer
- Fettfische – aber mit hochwertigen Fischölen (Omega-3-Fettsäuren): Makrele, Lachs, Hering
- Mageres Fleisch: Geflügel, Rind, Kalb, Wild (Hase, Reh, Hirsch, Gemse u. a.)
- Eier: das Eiklar ist fettarm, das Eigelb fettreich
- Hülsenfrüchte: Erbsen, Bohnen, Linsen, Sojabohnen

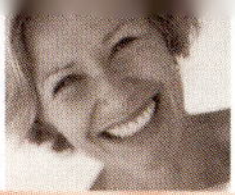

Grundumsatz und erleichtern so die Gewichtsabnahme.

- Eine eiweißreiche Kost mit mageren Eiweißspendern senkt die Blutfettwerte und erhöht sogar das »gute« HDL-Cholesterin.
- Ein hoher Eiweißkonsum ist eng mit einem niedrigeren Blutdruck und einer geringeren Sterblichkeitsrate für Schlaganfälle verbunden.
- Eine hohe Eiweißzufuhr verbessert die Durchblutung der Herzkranzgefäße und senkt das Herzinfarktrisiko.

Man sieht hier, wie sich die Erkenntnisse auch in der Ernährungslehre im Laufe der Zeit ändern. Da aber Eiweißlieferanten in der Nahrung meistens unerwünschtes Fett mitliefern, sollte man auf magere Eiweißspender achten (siehe Kasten).

Die biologische Wertigkeit

Auch beim Eiweiß sollte man auf hohe Qualität achten. Alle Eiweiße bestehen aus Eiweißbausteinen, den Aminosäuren. Dabei gibt es essentielle und nicht-essentielle Aminosäuren. Essentielle Aminosäuren können vom Körper nicht aufgebaut und müssen daher durch die Nahrung zugeführt werden. Nicht-essentielle Aminosäuren

GUT ZU WISSEN

Biologische Wertigkeit einzelner Lebensmittel

Tierisches Eiweiß:	
Hühnerei	100
Fisch	80–96
Fleisch	80–96
Kuhmilch	72–88
Käse	82–85
Pflanzliches Eiweiß:	
Soja-Eiweiß	84
Grünalgen	81
Roggen	76
Bohnen	72
Reis	70
Kartoffeln	70
Brot	70
Linsen	60
Weizen	56
Erbsen	56
Mais	54

(Modifiziert nach Lang und Kofranyi)

kann der Körper selber aufbauen. Die biologische Wertigkeit eines Eiweißes gibt an, wieviel der Körper davon braucht, um daraus Körpereiweiß aufzubauen. Je mehr also die Zusammensetzung des Nahrungseiweißes der Zusammensetzung des Körpereiweißes entspricht, desto höher ist seine biologische Wertigkeit. Dabei wurde die biologische Wertigkeit von Hühnerei als Ausgangswert auf 100 festgesetzt – und die anderen Eiweißspender müssen sich mit dem Hühnerei an seiner biologischen Wertigkeit messen (siehe Kasten).

Prinzipiell haben – alleine für sich gesehen – tierische Eiweißspender wie Eier, Fisch, Fleisch und Milch eine höhere biologische Wertigkeit als pflanzliche Eiweißspender. Aber man sollte auch wissen, daß sich die Eiweißbausteine der verschiedenen Eiweißspender (Aminosäuren) gegenseitig aufwerten können, so daß dadurch eine höhere biologische Wertigkeit entsteht (siehe Kasten). Die höchste biologische Wertigkeit entsteht aus einer Mischung von Eiern und Kartoffeln (137), aber auch die Mischungen aus Ei und Weizen (118) oder Milch und Weizen (105) stellen sehr hochwertige Eiweißkombinationen dar.

Wie wichtig diese Erkenntnisse sind, kann man an einem Beispiel erkennen. Entwicklungsländer können sich die teure Eiweiß-Produktion tierischen Eiweißes oft nicht leisten und leben daher meist einseitig von pflanzlichem Eiweiß, und oft nur von einer Sorte. So gab

Biologische Wertigkeit von Proteingemischen aus Nahrungsmittel-Kombinationen (nach P. Semler)

Proteingemisch	***Mischungsverhältnis***	***Biologische Wertigkeit***
Vollei und Kartoffeln	35 %/65 %	137
Vollei und Milch	71 %/29 %	122
Vollei und Weizen	68 %/32 %	118
Milch und Weizen	75 %/120 %	105
Bohnen und Mais	52 %/48 %	101

GUT ZU WISSEN

Günstige Eiweißmischungen für eine höhere biologische Wertigkeit

Kartoffeln mit Ei oder Milchprodukten:
Zum Beispiel Pellkartoffeln mit Quark, Kartoffeln mit Ei, Kartoffeln mit Käse

Getreideprodukte mit Ei:
Zum Beispiel Reis, Weizen, Buchweizen, Hafer, Gerste, Roggen oder Hirse mit Ei wie etwa in Buchweizenpfannkuchen mit Ei, Rührei mit Vollkornprodukten oder Spaghetti mit Ei

Getreideprodukte mit Milchprodukten:
Zum Beispiel Reis, Weizen, Buchweizen, Hafer, Gerste, Roggen oder Hirse mit Milch, Käse, Quark, Hüttenkäse, Dickmilch oder Joghurt wie zum Beispiel in Vollkorn- oder Buchweizenpfannkuchen mit Milch, Müsli mit Milch oder Joghurt, Vollkornbrot mit Käse oder Quark oder Joghurt mit Weizenkeimen

Getreide mit Hülsenfrüchten:
Zum Beispiel Reis, Weizen, Buchweizen, Hafer, Gerste, Roggen oder Hirse mit Bohnen, Erbsen, Linsen, Kichererbsen oder Sojabohnen wie etwa in Bohnensuppe mit Reis, Hirse mit Kichererbsen oder Erbsensuppe mit Vollkornbrot

es zum Beispiel Eiweiß-Mangelkrankheiten durch die einseitige Ernährung mit Mais. Als man aber nach wissenschaftlichen Analysen empfahl, Mais und Bohnen miteinander zu kombinieren, da sich ihr Eiweiß-Spektrum gegenseitig ergänzte und aufwertete, verschwanden auch die Eiweiß-Mangelkrankheiten. Denn die biologische Wertigkeit der Mischung aus Bohnen und Mais beträgt 101 – und ist damit höher als die von Hühnerei, Fleisch oder Milch alleine.

Hirnaktive Aminosäuren

Schon lange ist bekannt, daß eine

Tryptophan – Nahrungsmittel mit hohem Gehalt

	Menge	*Tryptophan in Milligramm*
Cashewnüsse	100 g	450
Kalbfleisch, Filet	100 g	350
Sonnenblumenkerne	100 g	310
Thunfisch	100 g	300
Huhn, Brust	100 g	270
Rindfleisch, Filet	100 g	260
Haferflocken	100 g	190
Hühnerei	1 mittelgroßes	165
Weizenkeime	50 g	165
Emmentaler Käse	50 g	150

Phenylalanin – Nahrungsmittel mit hohem Gehalt

	Menge	*Phenylalanin in Milligramm*
Sojabohnen	100 g	1970
Erdnüsse	100 g	1540
Mandeln	100 g	1140
Thunfisch	100 g	1050
Rindfleisch, Filet	100 g	930
Forelle blau	100 g	920
Hüttenkäse	100 g	635
Weizenkeime	50 g	600
Emmentaler Käse	50 g	540
Hühnerei	1 mittelgroßes	400

erhöhte Eiweißzufuhr Konzentrationsfähigkeit und geistige Leistungsbereitschaft steigert. Neuere Untersuchungen konnten zeigen, daß sich vor allem drei Aminosäuren besonders günstig auf die Hirnfunktion auswirken, nämlich Tryptophan, Phenylalanin und Arginin.

Sie wirken direkt auf den Hirnstoffwechsel und indirekt, indem sie den Aufbau wichtiger Hormone fördern und so Stimmungslage und geistige Leistungsfähigkeit verbessern. Machen Sie sich also Ihre Glückshormone selbst, indem Sie Ihrem Körper die dazu notwendigen Bausteine liefern!

Tryptophan

Tryptophan ist Ausgangssubstanz für die Hormone Serotonin und Melatonin. Serotonin macht gute Stimmung und steigert das Selbstbewußtsein und wird daher auch als »Chefhormon« bezeichnet. Melatonin wird in der Zirbeldrüse gebildet und ist ein wichtiges Anti-Aging-Hormon, weil es unter anderem freie Radikale fängt und den Alterungsprozeß verzögert. Der normale Tagesbedarf von Tryptophan liegt bei 3,5 mg pro Kilogramm Körpergewicht.

Phenylalanin

Phenylalanin und sein Abbauprodukt, das Tyrosin, wandern über den Blutkreislauf von der Leber zum Gehirn und bauen dort die sogenannten Neurotransmitter auf: Tyramin, Dopamin, Noradrenalin und Adrenalin. Phenylalanin ist auch Baustein der sogenannten »Glückshormone«, der Endorphine. Diese Hormone wirken unter anderem auch auf das Gehirn, indem sie Wachheit und Leistungsbereitschaft fördern und ein Wohlgefühl vermitteln. Der tägliche Bedarf an Phenylalanin plus Tyrosin wird mit 14 mg pro Kilogramm Körpergewicht angegeben.

Arginin

Arginin kann die Bildung verschiedener wichtiger Hormone fördern: das Wachstumshormon aus der Hirnanhangdrüse (Hypophyse), das Insulin aus der Bauchspeicheldrüse und Noradrenalin aus den Nebennieren. Als Anti-Aging-Hormone ist vor allem das Wachstumshormon wichtig, das besonders nachts gebildet wird, genau wie das Melatonin. Deswegen ist eine kleine Proteinmahlzeit vor dem Schlafengehen günstig für die nächtliche Bildung von Wachstumshormon und Melatonin. Arginin unterstützt außerdem das Immunsystem, hat

Arginin – Nahrungsmittel mit hohem Gehalt

	Menge	*Arginin in Gramm*
Erdnüsse	100 g	4,36
Sojabohnen	100 g	2,20
Haselnüsse	100 g	2,03
Garnelen	100 g	1,74
Hammelfleisch, Filet	100 g	1,40
Huhn, Brust	100 g	1,35
Thunfisch	100 g	1,25
Weizenkeime	50 g	1,15
Haferflocken	100 g	0,87
Hühnerei	1 mittelgroßes	0,45

	Anteil an der täglichen Energiezufuhr	*Empfehlenswerte Nahrungsmittel*
Eiweiß	20 bis 25 kcal %	Fettarmes Fleisch, Fisch, fettarme Milch und Milchprodukte
Kohlenhydrate	40 bis 45 kcal % 20 bis 25 g Ballaststoffe pro Tag	Vollkornprodukte, Hülsenfrüchte (Erbsen, Bohnen, Linsen), Obst und Gemüse, naturbelassene Nahrungsmittel
Fett	25 bis 30 kcal % hoher Anteil an ungesättigten Fettsäuren	Fettarmes Fleisch, fettarme Milch und Milchprodukte, pflanzliche Öle, Nüsse
Alkohol	Weniger als 5 kcal %	Rotwein, trockener Wein

Ernährungsempfehlungen zur maximalen Erhöhung der Wärmebildung (Thermogenese) und des Sättigungsgefühls (modifiziert nach Tremblay und Doucet, 2000)

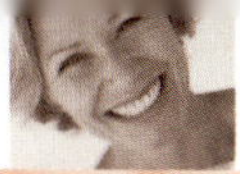

eine krebshemmende Wirkung und fördert die Erweiterung der kleinen Blutgefäße, auch im Gehirn. Arginin kommt in besonders großen Mengen in Nüssen (Erd- und Haselnüssen) und Samen vor, in Fleisch und Fisch, in Haferflocken und in Getreidekörnern (vor allem in Hafer). Die empfohlene Arginin-Zufuhr beträgt 1,5 bis 6 g pro Tag.

Mehr Eiweiß – hilfreich bei der Gewichtsabnahme

Eiweiß erhöht den Grundumsatz, kurbelt den Stoffwechsel an, erhöht das Sättigungsgefühl und braucht kein Insulin. Das alles spricht dafür, mit Eiweißzulagen die Gewichtsabnahme zu fördern. Außerdem erhöht Eiweiß die Umwandlung von Energie in Wärme (Thermogenese). Dadurch wird mehr Energie als Wärme nach außen abgestrahlt und somit nicht im Fettgewebe gespeichert.

Eine wissenschaftlich durchdachte Ernährungsempfehlung zur maximalen Erhöhung der Wärmebildung (Thermogenese) und des Sättigungsgefühls ist in nebenstehender Tabelle angegeben.

Die Bilanz der Mikronährstoffe

Vitamine

Für die Versorgung mit Vitaminen gibt es verschiedene Empfehlungen, deren Unterschiede man kennen sollte. Gerade auf dem Gebiet der Vitamine gibt es so viele materiell gesteuerte Interessen, die es erschweren, objektiv zu bleiben und den richtigen Maßstab zu finden. Es geht eigentlich nur darum, eine Vitamin-Unterversorgung zu vermeiden oder durch geeignete Maßnahmen auszugleichen. Das ist wie im Sport: Eine Leistungsförderung durch Vitamine gibt es nur, wenn vorher ein Mangel bestanden hat und wenn man diesen Mangel ausgleicht. Eine darüber hinausgehende Vitamingabe bringt keine weitere Leistungsförderung. Zu hohe Vitamingaben können im Sport sogar die »gute Form« beeinträchtigen und das natürliche Gefühl für eine gesunde Ernährung und maximale Leistungsentfaltung stören. So ähnlich ist es auch im »ganz normalen Leben«: Eine Vita-

GUT ZU WISSEN

Einteilung der sekundären Pflanzenstoffe:

Carotinoide	Terpene
Polyphenole	Phytoöstrogene
Glucosinolate	Protease-Inhibitoren
Sulfide	u. a.

min-Überversorgung, noch dazu mit hohen Dosierungen einzelner Vitamine, bringt keine weitere Verbesserung von Gesundheit und Fitneß – im Gegenteil: Wie es heute aussieht, können sie sogar schädlich sein.

Von einer Vitamin-Unterversorgung spricht man, wenn die empfohlenen Referenzwerte über längere Zeitspannen hinweg unterschritten werden. Die Referenzwerte werden von den nationalen Ernährungsgesellschaften nach den neuesten Erkenntnissen immer wieder aktualisiert und veröffentlicht. Die Referenzwerte sind Zufuhrempfehlungen, die für gesunde Personen unter verschiedenen Bedingungen gelten und auch auf die Bedürfnisse unterschiedlicher Altersgruppen ausgerichtet sind. Daher schließen diese Empfehlungen bereits Zuschläge von 20 bis 30 % mit ein. Die Referenzwerte sind also bereits großzügig bemessen.

Die Ernährungsberichte der Deutschen Gesellschaft für Ernährung (DGE) zeigen, daß die Referenzwerte für die Nährstoffzufuhr in Deutschland weitgehend erreicht werden. Jedoch gibt es einige Hinweise auf Engpässe in der Versorgung mit Folsäure und Vitamin D und andeutungsweise auch für Vitamin E und für Vitamine des B-Komplexes. Das gilt für gesunde Personen – weitere zusätzliche Engpässe gibt es bei Personen mit besonderen Schwachpunkten in der Ernährung oder bei den sogenannten Risikogruppen:

- Ältere Menschen (Senioren), vor allem wenn sie zusätzlich körperlich aktiv sind (was ja empfohlen wird).
- Personen mit geringer Kalorien-Aufnahme unter 1500 kcal, zum Beispiel bei Gewichtsabnahme oder im Alter.
- Personen mit einem hohen Genußmittelkonsum, vor allem Alkohol und Nikotin.
- Personen mit Störungen der Verdauung und Nahrungsverwertung.

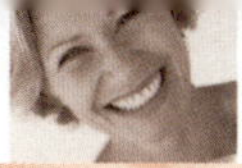

Vitamin	*Zufuhr pro Tag*		
	Einheit	*Männer*	*Frauen*
Fettlösliche Vitamine			
A (Retinol)	mg	1,0	0,8
Beta-Carotin	mg	2–4	2–4
D (Calciferole)	µg	5	5
E (Tocopherole)	mg	14	12
K (Phyllochinone)	µg	70	60
Wasserlösliche Vitamine			
B1 (Thiamin)	mg	1,2	1,0
B2 (Riboflavin)	mg	1,4	1,2
Niacin	mg	16	14
B6 (Pyridoxin)	mg	1,5	1,2
Folsäure	µg	400	400
B12 (Cyanocobalamin)	µg	3,0	3,0
C (Ascorbinsäure)	mg	100	100
Pantothensäure	mg	6	6
Biotin	µg	30–60	30–60

Referenzwerte für die Vitaminzufuhr pro Tag für Menschen in der Lebensmitte

- Einseitige Diäten und Kostformen
- Einnahme von Medikamenten.

Inzwischen haben große Studien gezeigt, daß es für die Prävention vor allem von Herz-Kreislauf-Erkrankungen und Krebserkrankungen günstiger ist, Schwachpunkte in der Versorgung mit Mikronährstoffen (Vitamine und Spurenelemente) auszugleichen. Bessere Ergebnisse erzielt man jedoch, wenn das durch die Nahrung geschieht. Denn die Zufuhr einzelner Vitamine bringt nur dann gute Ergebnisse, wenn sie gleichzeitig mit den dazugehörigen sekundären Pflanzenstoffen verabreicht werden.

Sekundäre Pflanzenstoffe sind nicht sekundär

Als primäre Pflanzen-Inhaltsstoffe hat man bisher eher die üblichen Makro- (Kohlenhydrate, Fette, Eiweiß) und Mikronährstoffe (Vitamine, Mineralstoffe, Spurenelemente) beachtet. Inzwischen entdeckte man aber, daß die Begleitstoffe in den Pflanzen noch viel wichtiger sind. Sie werden ein großes Forschungsgebiet der Zukunft sein.

Zunächst wirken die sekundären Pflanzenstoffe als hochpotente Antioxidantien, aber sie entfalten noch viele andere Wirkungen – fast wie Medikamente. Daher hat man die sekundären Pflanzenstoffe auch als »Phytochemicals« bezeichnet. Den sekundären Pflanzenstoffen werden unter anderem folgende Wirkungen zugeschrieben: Stärkung des Immunsystems, Hemmung der Tumorbildung, Senkung des Cholesterins, Reparatur geschädigter Erbsubstanz (DNA) u. a. Die sekundären Pflanzen-Inhaltsstoffe sind eine sehr unterschiedlich zusammengesetzte Stoffgruppe. Wie viele verschiedene Pflanzen-Inhaltsstoffe in der Natur vorkommen, kann man nur ungefähr schätzen. Manche Wissenschaftler rechnen mit 5000 bis 10 000, andere sogar mit bis zu 50 000 (!) verschiedenen sekundären Pflanzenstoffen. Bis heute ist nur ein kleiner Teil dieser Stoffe bekannt. Deswegen kann man nur einen vorläufigen Überblick geben.

Sekundäre Pflanzenstoffe schützen vor Alterserkrankungen und bremsen den Alterungsprozeß

Es gibt ausreichend Daten und epidemiologische Studien dafür, daß eine überwiegend pflanzliche Ernährung vor der Entwicklung typischer Alterserkrankungen schützt und den Alterungsprozeß verlangsamt. Das hängt überwiegend mit der antioxidativen Schutzwirkung der sekundären Pflanzenstoffe gegen freie Radikale zusammen Denn Pflanzen müssen zum Selbstschutz antioxidativ wirksame Farbstoffe entwickeln, die sie vor der Oxidation durch Sauerstoff und dem ultravioletten Licht der Sonne schützen. Wenn wir diese Pflanzen durch die Nahrung aufnehmen, geht auch der Schutz gegen freie Radikale auf uns über. Da die Alterungsvorgänge meist schleichende Oxidationspro-

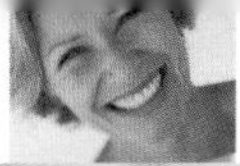

Wirkungsweise	*Sekundäre Pflanzenstoffe*
Antioxidative Wirkung	Carotinoide, Polyphenole, Tocopherole (Vitamin E), Sulfide, Catechine
Das Immunsystem stärkend (immunmodulierend)	Carotinoide, Saponine, Polyphenole, Sulfide
Krebsprävention allgemein (antikanzerogen)	Carotinoide, Glucosinolate, Polyphenole, Sulfide
Schutz vor hormonabhängige Krebsformen (zum Beispiel Brustkrebs, Prostatakrebs)	Phytoöstrogene: Isoflavone, Lignane
Antibiotisch (antimikrobiell)	Saponine, Glucosinolate, Polyphenole, Monoterpene, Sulfide
Cholesterinsenkend	Phytosterine, Saponine, Tocotrienole (Bestandteile von Vitamin E), Glucosinolate
Blutzuckerregulierend	Polyphenole, Phytinsäure
Gegen Thrombosen vorbeugend (antithrombotisch)	Polyphenole, Sulfide
Induzierung der Reparatur der Erbsubstanz (DNA-Reparatur)	Vanillin, Zimt-Aldehyd, Cumarin, Anis-Aldehyd

Mögliche biologische Wirkungen sekundärer Pflanzenstoffe

zesse in unseren Körperzellen sind, kann durch reichliche Aufnahme von Gemüse und Obst der Alterungsvorgang gebremst werden.

»Five a day« – Fünfmal am Tag Gemüse und Obst

Auf diesen Erkenntnissen beruht die »five a day«-Empfehlung, näm-

GUT ZU WISSEN

Sekundäre Pflanzenstoffe – Nahrungsmittel mit hohem Gehalt

Beta-Carotin und Carotinoide:
Karotten, Tomaten, Aprikosen, Hagebutten, Spinat, Rote Beete, Grünkohl, Brokkoli, Fenchel, Feldsalat, Mangold, Endiviensalat, Honigmelone, Mango, Khaki, Kürbis

Phenole, Polyphenole, Flavone, Flavonoide, Catechine, Tannine:
Grüner Tee, schwarzer Tee, Heilkräutertees, Kakao, Kakaoprodukte (vor allem Bitterschokolade), Kaffee, Rotwein, Olivenöl, Früchte, Gemüse

Anthocyane:
Heidelbeeren, schwarze Holunderbeeren, schwarze Johannisbeeren, Brombeeren, blaue Traubensorten, Rotkohl

Nahrungsmittel	*Hemmung der Tumorbildung*	*Wirkung als Antioxidans*	*Stärkung des Immunsystems*	*Phytoöstrogene*
Knoblauch	++++++	+++	+	+
Brokkoli	+++++	+++++	++	+
Grünkohl	++++++	+++++	++	
Tomaten	+++++	++++	++	
Soja	++++++	+++	++	++
Karotten	+++++	+++	++	
Getreide	++++++	+++	+	+

»Hitliste« tumorhemmender Nahrungsmittel mit ihren vermutlichen Wirkprinzipien

lich pro Tag fünf Portionen an Gemüse und Obst zu sich zunehmen – oder noch genauer: drei Portionen Gemüse (insgesamt etwa 400 g) und zwei Portionen Obst (insgesamt etwa 300 g). Die Empfehlungen für Gemüse sind höher als die für Obst. Bisher vorliegende Stu-

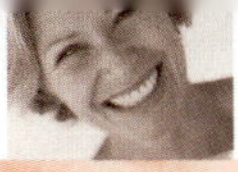

dien haben für Gemüse eine stärkere schützende Wirkung als für Obst ergeben. Dabei sollte die ganze Breite des Angebotes an Gemüse und Obst ausgenutzt werden. Durch diese Ernährungsmaßnahme, die wohl meist einer Verdoppelung der bisherigen Zufuhr von Gemüse und Obst entsprechen dürfte, kann man langfristig die stärkste Senkung von Herz-Kreislauf- und Krebserkrankungen erwarten.

Kann man mit Obst und Gemüse Gewicht abnehmen?
Wenn man sich mit Obst und Gemüse nach Herzenslust satt essen kann, hat man kein Hungergefühl mehr und trotzdem viel weniger Kalorien zu sich genommen als mit der üblichen Kost. Studien haben ergeben, daß man auf diese Weise statt der gewohnten 2500 kcal nur noch 1500 kcal pro Tag aufnimmt. Bei diesen Versuchen sank das Körpergewicht innerhalb von drei Wochen durchschnittlich um 10 kg (allerdings bei Personen mit einem sehr starken Übergewicht und einem Body-Mass-Index (BMI) von 39). Auf jeden Fall ist wissenschaftlich erwiesen, daß man durch reichlich Obst und Gemüse (und das bei freier Wahl der Menge!) ganz gut und relativ komfortabel Gewicht abnehmen kann – zumindest kann man die Gewichtsabnahme auf diese Weise unterstützen, zumal wenn man sie mit den bereits erwähnten Eiweißzulagen kombiniert.

Mineralstoffe und Spurenelemente

Mineralstoffe und Spurenelemente sind anorganische Substanzen. Von Mineralstoffen spricht man, wenn der Körper davon mehr als 100 mg, von Spurenelementen, wenn er weniger als 100 mg pro Tag benötigt. Die wichtigsten Mineralstoffe sind Kochsalz, Kalium, Magnesium und Kalzium.

Kochsalz (Natriumchlorid)

Natrium ist der wichtigste Mineralstoff im Flüssigkeitsraum außerhalb der Körperzellen (extrazellulärer Raum). Der Körper braucht täglich etwa 3–5 g Kochsalz (Natriumchlorid). Die Zivilisationskost enthält aber 10 bis 15 g Kochsalz, also viel zu viel, zumindest für Menschen, die wenig Sport treiben und wenig schwitzen. Vor allem Menschen, die zu hohem Blutdruck neigen, sollten die Kochsalzzufuhr einschränken und Nahrungsmittel mit hohen Kochsalzgehalt meiden, wie zum Beispiel Wurstwaren, gesalzene Nüsse, Ketchup, Käse, gesalzene Butter, Suppen und Gemüse aus Dosen, Kartoffelchips u. a. Sportlich aktive Menschen dagegen, die viel Schweiß verlieren, brauchen manchmal Kochsalzzulagen.

Kalium

Kalium ist der wichtigste Mineralstoff innerhalb der Zellen, vor allem auch in den Muskelzellen und in den Zellen der Herzmuskulatur. Ausreichend Kalium ist notwendig, um das elektrische Potential der Zellmembranen aufrechtzuerhalten. Es wird empfohlen, täglich 4–5 g Kalium zuzuführen, was mit einem hohen Anteil an Frischkost mit viel Obst und Gemüse normalerweise ganz gut erreicht werden kann. Nahrungsmittel mit einem hohen Kaliumgehalt sind vor allem Fleischextrakt, Tomatenmark, Kakaopulver, Trockenfrüchte (Aprikosen, Feigen, Rosinen, Pflaumen), Obst (Bananen, Aprikosen) sowie Kartoffeln und Gemüse.

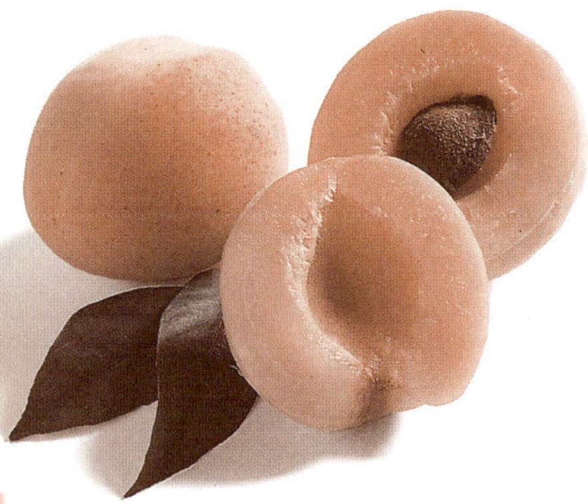

Magnesium

Im Körper sind etwa 20 bis 30 g Magnesium vorhanden, wobei sich 40 % innerhalb (vor allem auch in der Skelettmuskulatur und im Herzmuskel) und 60 % außerhalb (vor allem im Knochen) der Zellen befinden. In der Körperflüssigkeit außerhalb der Zellen ist nur etwa 1 % des gesamten Magnesiums gelöst. Magnesium ist am Aufbau und an der Funktion von mindestens 300 verschiedenen Enzymen beteiligt. Deswegen hat Magnesium eine sehr große Bedeutung im Stoffwechsel, vor allem auch im Energiestoffwechsel. Außerdem spielt Magnesium eine wichtige Rolle bei der Erregbarkeit des Nervensystems

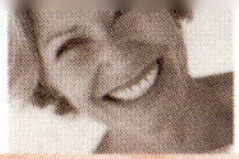

	Zufuhr pro Tag *Einheit*	*Männer*	*Frauen*
Mineralstoffe			
Kochsalz	g	1,4	1,4
Kalium	g	2	2
Magnesium	mg	350	300
Kalzium	g	1	1
Spurenelemente			
Jod	µg	200	200
Selen	µg	30–70	30–70
Zink	mg	10	7
Kupfer	mg	1,0–1,5	1,0–1,5
Mangan	mg	2,0–5,0	2,0–5,0
Chrom	µg	30–100	30–100
Molybdän	µg	50–100	50–100
Eisen	mg	10	10

Referenzwerte für die Zufuhr von Mineralstoffen und Spurenelementen pro Tag für Erwachsene in der Lebensmitte.

und der Muskulatur. Daher wird Magnesium auch als »Salz der inneren Ruhe« bezeichnet. Magnesium geht über den Schweiß, über den Urin und den Darm verloren. Daher sind Magnesiumverluste bei starkem Schwitzen und auch bei Durchfallerkrankungen oft beträchtlich. Der normale tägliche Bedarf liegt bei 300–400 mg und kann bei großen Schweißverlusten auf mehr als das Doppelte ansteigen, so daß manchmal auch eine medikamentöse Ergänzung dieser Verluste sinnvoll ist. Nahrungsmittel mit einem relativ hohen Magnesium-Gehalt sind zum Beispiel Kakaopulver, Fleischextrakt, Nüsse, Hülsenfrüchte (Erbsen, Bohnen, Linsen), Naturreis, Getreidevollkorn und Vollkornprodukte sowie insbesondere auch Weizenkeime.

Kalzium

Das Skelett des Erwachsenen enthält etwa 1 kg Kalzium. 99 Prozent des im Körper enthaltenen Kalziums befindet sich in den Knochen – das restliche eine Prozent hat sehr vielfältige und unterschiedliche Funktionen innerhalb und außerhalb der Zellen. Im Blut beeinflußt es die Blutgerinnung. Herzmuskel und Skelettmuskulatur funktionieren nur dann richtig, wenn Kalzium und Magnesium in einem harmonischen Gleichgewicht ausreichend vorhanden sind. Auch die Reizleitung in den Nervenzellen wird durch Kalzium und Magnesium reguliert. Schließlich besteht ein Zusammenhang zwischen Kalziummangel und Knochen-Entkalkung (Osteoporose). Der tägliche Bedarf für den Erwachsenen liegt bei etwa 1000 mg. Zum Einbau des zugeführten Kalziums in den Knochen wird Vitamin D benötigt. Nahrungsmittel mit einem hohen Kalzium-Gehalt sind Milch und Milchprodukte, Käse, Ölsardinen, Sojabohnen, Grünkohl, Fenchel, Brokkoli u. a.

Die wichtigsten Spurenelemente sind Jod, Selen, Zink, Kupfer, Mangan, Chrom, Molybdän und Eisen. Spurenelemente sind in allen Nahrungsmitteln enthalten.

Wichtig für den Menschen der Lebensmitte sind vor allem Jod, Selen, Zink und Chrom. Selen und Zink sind vor allem an den antioxidativen Schutzsystemen beteiligt und werden deswegen dort besprochen (siehe Seite 121, 142).

Jod

Jod ist vor allem am Aufbau der Schilddrüsenhormone beteiligt. Außerdem wirkt Jod auch als Antioxidans und als Radikalfänger. Schließlich aktiviert Jod bestimmte Funktionen des Immunsystems und hat positive Wirkungen auf den Fettstoffwechsel. Jodmangel-Krankheiten mit Funktionsstörungen und Vergrößerung der Schilddrüse stellen ein weltweites Problem dar. Man schätzt, daß etwa 800 Millionen Menschen von Jodmangel betroffen sind. Hauptgrund des auch im mitteleuropäischen Raum vorhandenen Jodmangels ist der niedrige Jodgehalt in pflanzlichen und tierischen Lebensmitteln. Die empfohlene tägliche Jod-

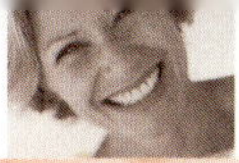

	Menge	*Mikrogramm (µg)*
Schweinefleisch	100 g	70
Vollkornbrot	100 g	50
Hühnerfleisch	100 g	26
Bierhefe	10 g	20

Chrom – Nahrungsmittel mit hohem Gehalt

Zufuhr für Menschen in der Lebensmitte liegt etwa bei 200 µg (Mikrogramm). Jodreiche Nahrungsmittel sind vor allem Meeresfrüchte und Meeresfische wie zum Beispiel Scholle, Seelachs, Garnelen, Kabeljau, Dorsch, Makrelen, Heilbutt, Hering, Thunfisch – und natürlich jodiertes Speisesalz, das pro Gramm etwa 15 bis 25 µg Jod enthält.

Chrom

Chrom ist sehr wichtig für die Funktion des blutzuckerregulierenden Hormons Insulin und des sogenannten Glukose-Toleranzfaktors. Außerdem scheint Chrom den Cholesterinspiegel zu senken und das »gute« HDL-Cholesterin zu erhöhen. Chrom ist auch für den Eiweißstoffwechsel und die Zellteilung wichtig. Der tägliche Bedarf wird auf 30 bis 100 µg geschätzt. Da Chrom für die Regulation des Blutzuckers und die Funktion des Insulins wichtig ist, hat es große Bedeutung bei Diabetes mellitus und auch bei der Gewichtsabnahme.

Antioxidantien und Radikalfänger

Im Körper gibt es ein ganzes Netzwerk von antioxidativ wirksamen Systemen und Substanzen, die über alle Zellstrukturen verteilt sind und harmonisch miteinander zusammenwirken, um den Körper vor freien Radikalen zu schützen. Dieses Abwehrsystem setzt sich

Name des Enzyms	*unterstützt von*
Superoxid-Dismutase (SOD)	Kupfer, Zink, Mangan
Glutathion-Peroxidase (GSH-Px)	Selen
Katalase	Eisen

Enzymatische Schutzsysteme gegen freie Radikale

Wasserlöslich (hydrophil)	*Fettlöslich (lipophil)*	*Pflanzliche Antioxidantien*
Vitamin C	Vitamin E	Flavone
Glutathion	Carotinoide	Flavonoide
Alpha-Liponsäure	Alpha-Liponsäure	Carotinoide
Harnsäure	Coenzym Q10	Anthocyane

Nicht-enzymatische Schutzsysteme gegen freie Radikale (Beispiele)

aus verschiedenen Komponenten zusammen, die einerseits vom Körper selbst gebildet werden (wie die antioxidativen enzymatischen Schutzsysteme und einige körpereigene Substanzen) und andererseits von außen durch die Nahrung (Antioxidantien) zugeführt werden müssen.

Neben den speziellen Enzymen, die freie Radikale abbauen und neutralisieren, wirken in der Nahrung vor allem die Carotinoide und die Vitamine C (wasserlöslich) und E (fettlöslich) als antioxidative Schutzstoffe. Dabei werden die verschiedenen Bestandteile in den Zellen (Mitochondrien, Zellmembran u. a.) durch unterschiedliche Antioxidantien geschützt, die sich gegenseitig in ihrer Wirkung ergänzen.

Zellstrukturen und Zellbestandteile, die Fette (Lipide) enthalten, wie zum Beispiel die Zellwände und Zellmembranen sowie die Li-

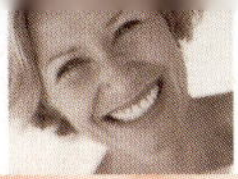

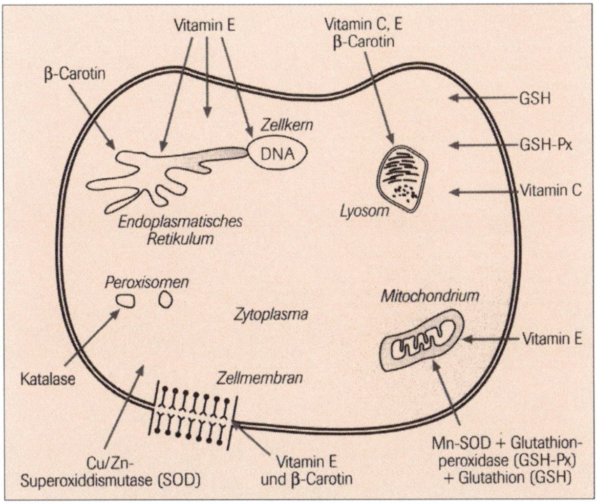

Die antioxidativen Schutzsysteme sind gleichmäßig über alle Zellstrukturen verteilt

poproteine (HDL- und LDL-Cholesterin), werden vor allem durch die fettlöslichen Antioxidantien geschützt wie Vitamin E, Carotinoide und Coenzym Q10. Das wasserlösliche Vitamin C entfaltet seine antioxidative Schutzfunktion vor allem im Zellplasma und im wasserhaltigen Raum außerhalb der Zellen.

Zuerst die enzymatischen Schutzsysteme hochregulieren

Die enzymatischen Schutzsysteme gegen freie Radikale werden durch eine richtig dosierte moderate körperliche Aktivität hochreguliert, in ihrer Funktion verbessert und durch die Spurenelemente Selen, Zink, Mangan und Kupfer unterstützt. Vor allem die Zufuhr von Selen (100 bis 200 µg pro Tag) und Zink (10 bis 15 mg pro Tag) sind für die Unterstützung der enzymatischen antioxidativen Schutzsysteme wichtig.

GUT ZU WISSEN

Selen – Nahrungsmittel mit hohem Gehalt

- Weizenkeime
- Getreidevollkorn (Hafer, Weizen, Gerste)
- Sesamsamen
- Seefische
- Meeresfrüchte
- Rotbarsch
- Meeresalgen (Spirulina)
- Nüsse (Paranuß, Kokosnuß)
- Kohlrabi, Petersilie

GUT ZU WISSEN

Zink – Nahrungsmittel mit hohem Gehalt

- Weizenkeime
- Hafer
- Haferflocken
- Getreidevollkorn
- Sonnenblumenkerne
- Kürbiskerne
- Bergkäse
- Hartkäse
- Fleisch
- Erbsen
- Nüsse

Die wichtigsten antioxidativen Schutzstoffe in der Nahrung

Vitamin C

Vitamin C ist das wichtigste wasserlösliche Antioxidans im extrazellulären Flüssigkeitsraum. Außerdem übernimmt es eine sehr wichtige Funktion bei der Regeneration von Vitamin E. Die optimale antioxidative Wirkung

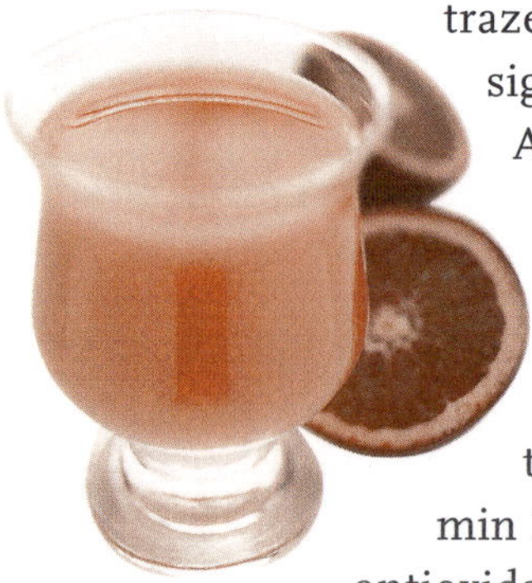

von Vitamin E hängt daher sehr stark von der Anwesenheit von Vitamin C zusammen. Die tägliche Zufuhrempfehlung liegt bei 100 bis 500 mg.

GUT ZU WISSEN

Vitamin C – Nahrungsmittel mit hohem Gehalt

- Acerolakirschen (Acerola-Taler),
- Hagebutten
- Orangen, Zitronen, Grapefruit, Mandarinen, Kiwi
- schwarze Johannisbeeren, Sanddornbeeren, Erdbeeren
- Obst und Obstsäfte: Zitrussäfte, schwarzer Johannisbeersaft, Traubensaft, Apfelsaft
- Gemüse: Brokkoli, Grünkohl, Paprika, Kartoffeln u. a.
- Frische Blattsalate, Petersilie, Meerrettich u. a.

Vitamin E

Vitamin E ist das wichtigste fettlösliche Antioxidans und schützt daher besonders alle Zellwände und biologischen Membranen sowie alle mehrfach ungesättigten Fettsäuren vor oxidativen Schäden durch aggressive Sauerstoffradikale. Das

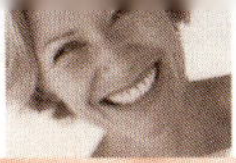

GUT ZU WISSEN

Vitamin E – Nahrungsmittel mit hohem Gehalt

- pflanzliche Öle: Weizenkeimöl, Olivenöl, Rapsöl, Maiskeimöl, Sonnenblumenöl, Safloröl, Sojaöl, Erdnußöl
- Weizenkeime
- Sojabohnen, Erbsen
- Nüsse: Sonnenblumenkerne, Mandeln, Haselnüsse, Erdnüsse, Walnüsse
- Getreidevollkorn und Vollkornprodukte, Getreideflocken
- Naturreis und Parboiled-Reis

dabei entstehende Vitamin-E-Radikal wird durch Vitamin C und Glutathion wieder in biologisch wirksames Vitamin E zurückverwandelt. Die tägliche Zufuhrempfehlung liegt bei 15 bis 200 mg.

Carotinoide

Es gibt zahlreiche verschiedene Carotinoide (z. B. Beta-Carotin, Lykopin, Zeaxanthin), die harmonisch zusammenwirken und sich gegenseitig ergänzen. Sie übernehmen die Energie spezieller freier Radikale (Singulett-Sauerstoff) und neutralisieren sie durch Umwandlung dieser Energie in Wärme. Außerdem hemmen Carotinoide die schädliche Kettenreaktion freier Radikale bei der Oxidation von Fetten (Lipidperoxidation).

GUT ZU WISSEN

Carotinoide – Nahrungsmittel mit hohem Gehalt

- Karotten, Tomaten, Aprikosen, Hagebutten
- Spinat, Rote Beete, Grünkohl, Brokkoli, Fenchel, Feldsalat, Mangold, Endiviensalat

Coenzym Q10

Coenzym Q10 (Ubichinon) ist wie Vitamin E fettlöslich und schützt daher ebenfalls die Zellmembranen vor Oxidation. Coenzym Q10 ist nicht nur ein wichtiges fettlösliches Antioxidans, sondern auch ein Regenerator von Vitamin E. Vor allem aber ist Coenzym Q10 ein wichtiger Faktor im Energiestoffwechsel der Zellen, besonders auch

	20 Jahre	40 Jahre	80 Jahre
Herz	100 %	68 %	42 %
Lunge	100 %	100 %	52 %
Leber	100 %	95 %	83 %
Nieren	100 %	73 %	66 %
Bauchspeicheldrüse	100 %	92 %	53 %

Gehalt verschiedener Organe an Coenzym Q10 mit zunehmendem Lebensalter (nach H. Dietl und G. Ohlenschläger)

der Herzmuskulatur. Der Gehalt wichtiger Organe an Coenzym Q10 nimmt mit dem Alter ab (siehe Tabelle) und wird zusätzlich durch Medikamente (zum Beispiel Cholesterinsenker vom Typ »Statine«) erniedrigt. Coenzym Q10 ist in vielen Lebensmitteln enthalten, aber immer nur in kleinen Mengen. So müßte man zum Beispiel ein ganzes Kilogramm Sardinen verzehren, um 60 mg Coenzym Q10 zu sich zu nehmen. Daher ist eine Substitution von Coenzym Q10 manchmal sinnvoll, vor allem mit zunehmendem Alter und/oder bei Medikamenteneinnahme (»Statine«).

GUT ZU WISSEN

Coenzym-Q10-haltige Nahrungsmittel

- Sojabohnen
- Nüsse, Walnüsse, Mandeln
- Fleisch
- Fisch (besonders Makrelen und Sardinen)
- Weizenkeime und einige Gemüsesorten (zum Beispiel grüne Bohnen, Spinat, Kohl und Knoblauch)

Pflanzliche Antioxidantien

Die wichtigsten pflanzlichen Antioxidantien sind die Polyphenole (Flavonoide, Anthocyane u. a.). Sie gehören zu der großen Gruppe der sekundären Pflanzenstoffe (siehe Seite 112), die zahlreiche unterschiedliche Wirkungen entfalten:

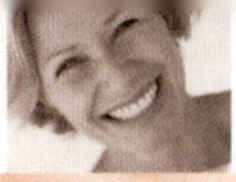

krebshemmende, das Immunsystem stärkende, entzündungshemmende, antibiotische und viele andere mehr. Vor allem weisen sie aber ausgeprägte antioxidative Eigenschaften auf, die die von Vitaminen weit übertreffen.

> **INFO GESUNDHEIT**
>
> **»Antioxidantien-Cocktail« – Kombination von Nahrungsmitteln mit einem hohen Gehalt an Antioxidantien**
>
> *Vitamin C:*
> Acerola-Taler, Zitronen, Grapefruit, Kiwi
>
> *Beta-Carotin und Carotinoide:*
> Karotten, Karottensaft, Tomaten, Aprikosen
>
> *Vitamin E:*
> Weizenkeimöl, Weizenkeime, Olivenöl
>
> *Selen:*
> Weizenkeime, Vollkornprodukte, Sesam, Seefische, Rotbarsch

Das Zusammenspiel der Antioxidantien

Da die antioxidativen Schutzstoffe in der Nahrung sehr zahlreich sind und harmonisch zusammenwirken, sollte man dieses Gleichgewicht nicht durch die hochdosierte Zufuhr von einzelnen Antioxidantien durcheinanderbringen. Man sollte danach trachten, sich die notwendigen Antioxidantien durch die Nahrung zuzuführen, indem man Nahrungsmittel bevorzugt, die besonders viele Antioxidantien enthalten, vor allem Vitamin C, Vitamin E, Carotinoide sowie Selen und Zink. Wenn man jedoch dazu nicht in der Lage ist oder bereits Mangelzustände aufweist, könnte man diese Mikronährstoffe auch als Nahrungsergänzung zu sich nehmen (siehe auch Seite 150). Nimmt man antioxidative Mikronährstoffe durch Nahrungsergänzungen zu sich, sollten sie so dosiert sein, wie sie der Körper auch durch die Nahrung zugeführt bekäme – und sie sollten im richtigen Verhältnis zueinander kombiniert sein. In nebenstehenden Tabellen sind jeweils ein Beispiel für einen natürlichen »antioxidativen Cocktail« durch Kombination von Nahrungsmitteln mit einem hohen Ge-

Vitamin C	100–500 mg
Vitamin E	40–200 mg
Carotinoide	15–20 mg
Coenzym Q10	30–60 mg
L-Cystein	100–300 mg
Alpha-Liponsäure	60–200 mg
Selen	100–200 µg
Zink	10–15 mg
Mangan	4–8 mg
Bioflavonoide (Quercetin, Rutin)	200–1000 mg
Anthocyane (z. B. Heidelbeer-Extrakt)	50–200 mg

Beispiel für eine orthomolekulare Antioxidantien-Kombination

halt von Antioxidantien und eine Antioxidantien-Kombination als Beispiel für eine sinnvoll zusammengesetzte antioxidative Nahrungsergänzung angegeben.

Die Flüssigkeitsbilanz

»Corpora non agunt, nisi sunt soluta« heißt ein lateinischer Lehrsatz, der soviel bedeutet wie »Substanzen wirken nicht, wenn sie nicht gelöst sind«. Das heißt, alle Substanzen brauchen Flüssigkeit, um ihre Wirkung zu entfalten. Deswegen besteht unser Körper auch zu 60 % aus Wasser. Normalerweise verliert man Wasser über die Nieren im Urin (1400 ml), über die Haut unsichtbar durch Verdunstung (350 ml) und durch Schweiß (100 ml), die Atmung (350 ml) und den Stuhl (100 ml). Das entspricht einer Gesamt-Ausscheidung von durchschnittlich 2300 ml pro Tag, allerdings nur bei körperlicher Untätigkeit und normaler Außentemperatur. Bei heißem Wetter und körperlicher Aktivität (Sport) kann der Flüssigkeitsbedarf stark ansteigen, manchmal auf fünf bis sechs Liter oder mehr. Der Ausgleich dieser Flüssigkeitsverluste geschieht durch Getränke, durch wasserreiche Früchte und Gemüse sowie durch die Nahrung. Größere Flüssigkeitsverluste durch den Schweiß sollte man immer zusammen mit Mineralstoffen, vor allem Kochsalz, ergänzen, weil man pro Liter Schweiß etwa zwei bis drei Gramm Kochsalz verliert.

Die Flüssigkeitsaufnahme durch Getränke wird normalerweise durch das Durstgefühl geregelt. Da das

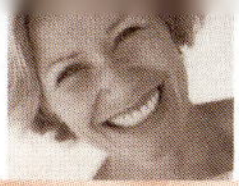

Durstgefühl mit zunehmendem Alter abnimmt, sollte man bewußt mehr trinken, etwa 1,5 bis 2 Liter pro Tag. Empfehlenswerte Getränke sind Wasser, Mineralwasser, Tees und Fruchtsäfte. Auch gegen ein Gläschen Wein oder ein Glas Bier ist nichts einzuwenden, wenn man gesund ist und keine Lebererkrankung hat. Wenn man Gewicht abnehmen möchte, sollte man den Kaloriengehalt der Getränke berücksichtigen – oder sich gleich für absolut kalorienfreie Getränke wie Wasser und Mineralwasser entscheiden.

Bewußt essen – gesund genießen

Essen ist ein Bestandteil der Lebensweise und der Lebensfreude. Die Art der Ernährung und die Einstellung zum Essen sind von Mensch zu Mensch verschieden, je nachdem wie er lebt, wie er denkt und auch wie er sich fühlt. Das heißt aber auch, daß sich die Art und Weise, wie man sich ernährt, vor allem auch von den Lebensumständen abhängt. Von allen Bereichen, die für eine verbesserte Gesundheit von Bedeutung sind, löst daher eine Umstellung der Ernährungsgewohnheiten meistens eine innere Unruhe, Abwehrreaktionen und eine gewisse Unsicherheit aus. Das hängt auch damit zusammen, daß die meisten von uns seit ihrer Kindheit bestimmte Vorlieben für und Abneigungen gegen gewisse Nahrungsmittel haben. Der Mensch entscheidet sich im allgemeinen nicht rational für eine bestimmte Ernährungsweise. Seine Eßgewohnheiten sind meistens durch seine Lebensweise und auch kulturell geprägt. Dazu kommen noch eine ganze Reihe von Faktoren, die die Ernährungsweise eines Menschen beeinflussen, wie zum Beispiel Tradition, Familie und körperliche Aktivität. Auch die Medien, »Wunderdiäten« und aktuelle Zeitungsberichte sowie immer wieder aktuelle veröffentlichte wissenschaftliche Teilergebnisse beeinflussen ständig und immer wieder aufs neue die Art, wie man sich ernährt. Eine Ernährungsumstellung ist deshalb für viele Menschen mit einer gewissen Unsicherheit und irrationalen Ängsten verbunden. Wenn man von einer gesunden Ernährung und einer Ernährungsumstellung spricht, befürchten die meisten, daß sie nun viel weniger essen dürfen und den Genuß, der mit dem Essen verbunden ist, in den Wind schreiben müssen.

Ich will Ihnen daher zeigen, daß es sehr wohl möglich ist, Genuß und Gesundheit unter einen Hut zu bringen. Bewußte Ernährung ist nicht gleichbedeutend mit Verzicht. Im Gegenteil: Versuchen Sie, bei Ihren Bemühungen um eine bewußtere und gesündere Ernährung nicht so verbissen vorzugehen. Wenn sich Ihr Denken nur noch um Kalorien und abzunehmende Pfunde dreht, erschweren Sie sich unnötigerweise den an sich freudvollen und spaßmachenden Weg zu mehr Gesundheit. Ihr neuer Lebensstil wird dann zu dem, was er gerade nicht sein soll: zu einer Belastung und Einschränkung der Lebensfreude. Damit tun Sie sich und Ihrer Lebensqualität keinen Gefallen. Denn kein Mensch kann auf Dauer mit ständigen Geboten und Verboten harmonisch und zufrieden leben.

Gehen Sie deshalb auch bei der Ernährungsumstellung, wie bei allen Umstellungen in Ihrem Leben, langsam, allmählich und geduldig vor. Jeder Mensch weiß im Grunde durch seine innere Intelligenz, was er falsch macht. Er möchte es aber trotzdem immer wieder hören, um es sich immer wieder erneut bewußt zu machen. Der Mensch, wenn er nach seinen Fehlern gefragt wird, glaubt immer, er habe viele Tausende von Fehlern, und fühlt sich unfähig, an dieser großen Zahl von Fehlern etwas zu ändern. Es ist wie ein Kampf gegen Windmühlenflügel. Daher fängt man meist gar nicht damit an – oder man hört resigniert zu früh wieder auf, bevor sich die neue Gewohnheit festigen konnte. Eine Gewohnheit entsteht durch wiederholte Handlungen. Man unterschätzt aber meistens die Zeit, wie lange es braucht, bis Handlungen zu einer Gewohnheit werden. Es dauert nämlich meistens zwei bis drei Jahre, bis eine neue Gewohnheit wirklich in »Fleisch und Blut« übergeht!

Wenn man aber intelligent vorgeht, geht es schneller. Das Rezept dazu lautet: Gehen Sie so langsam

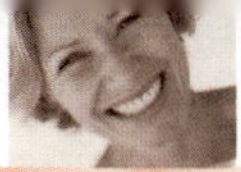

und allmählich vor, daß Sie immer das Gefühl haben, für das, was Sie aufgegeben haben, etwas Besseres eingetauscht zu haben. Überlegen Sie sich daher zunächst, von welchen ungesunden Angewohnheiten Sie sich am ehesten lösen können. Dann fangen Sie damit an, diese durch eine neue, gesunde Gewohnheit zu ersetzen. Erst wenn Sie nicht mehr das Gefühl haben, daß es Sie Überwindung kostet, die ersten Schritte konsequent einzuhalten, nehmen Sie den nächsten Schritt in Angriff – aber immer so, daß Sie Freude an der neuen Gewohnheit haben, mehr als an der alten. Machen Sie sich bewußt, daß nur ein schrittweiser Kurswechsel den dauerhaften Erfolg garantiert. Und noch etwas: Wenn es nicht auf Anhieb klappt, die neue Gewohnheit kontinuierlich beizubehalten, machen Sie sich niemals Selbstvorwürfe! Wenn das so einfach wäre, Gewohnheiten auf Wunsch sofort und schnell zu verändern, würden nur noch Heilige auf der Welt herumlaufen. Daher: Wenn Sie einmal wieder über die Stränge geschlagen haben, verlieren Sie keine Zeit damit, sich deswegen Vorwürfe zu machen. Richten Sie Ihren Blick einfach sofort wieder in die Zukunft und versuchen Sie es ab jetzt wieder besser zu machen. Wenn man eine Gewohnheit ändern will, sind nicht die Jahre wichtig – sondern die Minuten. Das was geschehen ist, kann man nicht mehr ändern, aber man kann in jeder Minute neu beginnen!

Meistens gibt es in der Lebensmitte bei der Ernährung zwei Fragen, die es zu lösen und in die Praxis umzusetzen gilt:

- Wie ernähre ich mich gesund?
- Wie erreiche ich mein Wunschgewicht?

Und wenn es in der Lebensmitte statistisch gesehen bereits »normal« ist, daß in diesem Alter mehr als die Hälfte aller Menschen in zivilisierten Ländern übergewichtig sind – dann müßte man diese Fragen in ihrer Reihenfolge sogar umkehren oder sie als eine einzige Frage so formulieren: Wie kann ich mich gesund ernähren und gleichzeitig mein Wunschgewicht erreichen und behalten? Das geht am besten, wenn man sich schrittweise

SCHRITT FÜR SCHRITT AUF NEUEN KURS

Nützliche Tips, wie Sie mit Genuß abnehmen oder Ihr Körpergewicht stabil halten können

- Nehmen Sie sich Zeit zum Essen und genießen Sie alle Speisen und Getränke.
- Essen Sie kleinere Portionen als gewohnt.
- Machen Sie Pausen während der Mahlzeiten. Schauen Sie ein bißchen um sich herum oder unterhalten Sie sich, so wie das in südlichen Ländern üblich ist.
- Bevorzugen Sie Fisch, Geflügel, frische Gemüse und Salate.
- Essen Sie regelmäßig verschiedene Obstsorten, rohes Gemüse und vollwertige Getreideprodukte, um den Appetit zu regulieren.
- Gehen Sie großzügig mit frischen Kräutern um.
- Meiden Sie Zutaten wie Sahne, Mayonnaise, Butter, Salz und Zucker.
- Trinken Sie während der Mahlzeiten bevorzugt kalorienfreie Getränke wie Wasser oder Mineralwasser.
- Betrachten und bewerten Sie kalorienreiche Getränke – wie Bier, Wein, Obstsaft, Milch – nicht als Getränke zum Durstlöschen, sondern wie Zwischenmahlzeiten.
- Gehen Sie den sogenannten »Appetithäppchen« aus dem Weg und bringen Sie sich auch sonst nicht in Versuchung, überflüssige Kalorien zu sich zu nehmen, zum Beispiel Kartoffelchips oder Kekse beim Fernsehen.
- Snacks oder Kuchenstückchen sind kalorienreiche Zwischenmahlzeiten ohne nennenswerten Gehalt an wertvollen Mikronährstoffen (Vitaminen, Spurenelementen, sekundären Pflanzenstoffen). Lassen Sie sie weg!

und allmählich umstellt und zwar sowohl in der Lebensweise als auch in der Ernährung. Dabei erlebt man zwar keine Wunder beim Abbau von Übergewicht – aber man hat auf Dauer Erfolg! Und darauf kommt es schließlich an. Die positiven Effekte auf Ihren Körper und auf Ihr Wohlbefinden werden sich ganz allmählich abzeichnen. Und

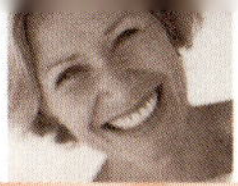

wenn Sie nach und nach in einen gesünderen Lebensstil hineinwachsen, werden Sie bemerken, daß Ihr neuer Lebensstil nicht durch Verzicht und Verbote gekennzeichnet ist, sondern durch den Gewinn an Freiheit und Lebensqualität.

Schlank durch bewußte Ernährung

Mehr noch als körperliche Bewegung und der Verzicht auf schädliche Angewohnheiten wie Rauchen oder übermäßiger Alkoholgenuß erfordert die Umstellung der Ernährung ein hohes Maß an Disziplin. Der Entschluß, ab heute weniger kalorienreich und bewußter zu essen, wird nur dann Aussicht auf Erfolg haben, wenn Sie dabei diszipliniert vorgehen.

Viele machen im Rahmen von Diäten die Erfahrung, daß sie nicht, nicht genügend und vor allem nicht auf Dauer abnehmen. Das liegt oft daran, daß sich diese Menschen zwar während der Mahlzeiten an den Diätplan halten, aber die vielen Kalorien übersehen, die sie zwischendurch mit Snacks und kalorienreichen Getränken zu sich nehmen. Um jedoch erfolgreich Gewicht abzubauen, sollten sich diese »kleinen Sünden« nicht zu sehr häufen, wenn Sie nicht laufend Ihre eigenen Bemühungen sabotieren wollen.

Die empfehlenswerte Gesamtmenge an Kalorien, die Sie täglich zu sich nehmen sollten, hängt von Ihrem Kalorienbedarf ab. Wenn Sie diesen Bedarf überschreiten, speichert der Körper die zusätzlich zugeführten Kalorien als Fett im Fettgewebe ab, und Sie entwickeln Fettpolster und Übergewicht. Abgesehen von einer erblichen Veranlagung und seltenen Stoffwechselstörungen, die den Einbau von Fett in das Fettgewebe des Körpers beeinflussen, ist Übergewicht in der überwältigenden Mehrheit aller Fälle durch eine Kombination von falscher Ernährung und Bewegungsmangel begründet. Im mittleren bis höheren Lebensalter fördert zusätzlich die Umstellung der Hormone den Fettansatz. Auch wenn manche Menschen das Körpergewicht ihrer Jugendzeit gehalten haben, haben sie trotzdem Fett angesetzt, weil die Muskulatur durch Bewegungsmangel zurückgegangen ist. Es gibt auch Menschen, die mit der gleichen Nahrungsmenge zunehmen, und andere nicht. Sicherlich spielen also Lebensalter und Veranlagung eine gewisse Rolle bei der Entstehung von Übergewicht, aber das ist kein unüberwindbares Schicksal. So waren zum Beispiel im Zweiten Weltkrieg alle Menschen schlank – auch die Dicken. Wenn man es also vorsichtig formulieren will, kann man doch sagen, daß die Entstehung von Übergewicht irgendwie mit der Ernährung zusammenhängt ...

Um überflüssiges Gewicht auf Dauer abzubauen, ist es sinnvoll, nicht nur die Kalorienzufuhr zu reduzieren, sondern auch den Kalorienverbrauch durch gesteigerte körperliche Aktivität anzukurbeln. Planen Sie also nicht nur Ihre tägliche Ernährung, sondern auch Ihr Fitneßprogramm, am besten mit einem hohen Ausdaueranteil mit geringer bis mittlerer Intensität (siehe Seite 55 ff.). Dadurch stellt sich der erhoffte Erfolg rascher ein, und Sie werden sich selbst leichter dazu motivieren können, diesen gesunden Weg konsequent weiter zu gehen.

Die Deutsche Gesellschaft für Ernährung (DGE) empfiehlt ein Zehn-Punkte-Programm, mit dem Sie Ihre Eßgewohnheiten dauerhaft verändern, ohne auf Lebensfreude und Genuß beim Essen verzichten zu müssen. Dabei ist Vielseitigkeit Trumpf: Statt eine Liste mit empfohlenen und verbotenen Nahrungsmitteln aufzustellen, ist es sinnvoller, auf eine abwechslungsreiche Ernährung zu achten. Das ist erstens gesund und macht zweitens mehr Spaß als eine strenge Gebot-Verbot-Diät. Es wird Ihnen dadurch leichter fallen, die Ernährungsumstellung konsequent einzuhalten, und Ihr Körper wird mit allem versorgt, was er zur Verbesserung der Gesundheit braucht – wenn Sie dabei diese 10 Punkte beachten:

1.

Mehr Vollkorngetreide und Vollkornprodukte: Durch die Kombination von möglichst vollwertigen Getreideprodukten wie Brot, Nudeln, Reis, Getreideflocken und Vollkornprodukten vermeiden Sie bei

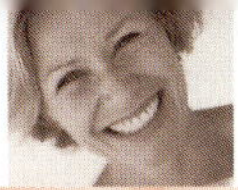

der Kalorienzufuhr ein Zuviel an ungesunden und gefährlichen Fetten. Vollkornprodukte enthalten besonders hohe Mengen an Vitaminen, Mineralstoffen, Spurenelementen und Ballaststoffen. Getreide und Getreideprodukte sind deshalb nicht nur besonders geeignete Energielieferanten, sie versorgen Ihren Körper auch mit gesunden Zusatzstoffen.

2.

Fünfmal täglich Obst und Gemüse: In mehreren Portionen über den Tag verteilt bilden Obst und Gemüse eine wichtige Quelle für Vitamine, Spurenelemente und Ballaststoffe. Dabei sollten die Zutaten möglichst frisch sein, am besten werden Sie auf dem örtlichen Markt mit diesen Köstlichkeiten versorgt. Achten Sie darauf, Gemüse nicht zu lange zu garen, sonst werden hitzeempfindliche Vitamine zerstört.

3.

Mehrere kleine Mahlzeiten: Durch mehrere kleine Portionen im Lauf des Tages statt dreier ausgedehnter Mahlzeiten vermeiden Sie, daß Sie der »kleine Hunger zwischendurch« dazu verleitet, auf ungünstige Energielieferanten wie Süßigkeiten und Knabbereien zurückzugreifen. Sechs kleine Mahlzeiten sind zwar gesünder als drei große – aber wahrscheinlich sind drei kleine Mahlzeiten noch gesünder als sechs kleine!

4.

Milchprodukte täglich, Fisch wöchentlich, Fleisch in Maßen: Sie müssen Fleisch und Wurst nicht komplett vom Speiseplan streichen, um gesünder zu leben. Eine Menge von 300 bis 600 Gramm pro Woche ist jedoch völlig ausreichend. Der bei uns übliche übermäßige Fleischverzehr hingegen ist nicht gesund. Milchprodukte sind außerdem reich an Kalzium, und Fisch ist ein sehr gesunder Eiweißlieferant und gleichzeitig ein Lieferant gesunder Fischöle mit Omega-3-Fettsäuren, die der Arteriosklerose vorbeugen (siehe Seite 32) und das Immunsystem unterstützen (siehe dazu auch Seite 39).

5.

Haben Sie ein Auge auf die Fette: Fett ist ein hervorragender Geschmacksträger und deshalb in vielen Speisen im Übermaß vorhanden. 70 bis 90 Gramm Fett täglich, möglichst pflanzliche Fette hoher Qualität (am besten Olivenöl und/oder Rapsöl), versorgen den Körper mit der notwendigen Menge essentieller Fettsäuren und fettlöslicher Vitamine. Diese Menge reicht außerdem völlig als Geschmacksträger aus. Achten Sie beim Einkauf von Fleisch, Wurst und Milchprodukten immer auf die enthaltenen Fettmengen und geben Sie fettärmeren Sorten stets den Vorzug.

6.

Salz und Zucker in Maßen: Salz ist für den Körper lebensnotwendig und macht Speisen schmackhaft, aber auf die Menge kommt es an. Frische Kräuter und Gewürze sind abwechslungsreicher und haben gegenüber Salz den Vorteil, daß sie keinen negativen Einfluß auf Ihren Blutdruck haben. Reduzieren Sie Ihren Salzverbrauch schrittweise, sonst haben Sie das Gefühl, sämtliche Speisen schmeckten fade. Der Geschmackssinn muß sich erst wieder an ein normales Salzniveau in der Nahrung gewöhnen. Achten Sie beim Zucker darauf, wie viele »versteckte« und »leere« Kalorien Sie beispielsweise durch stark gesüßte Getränke aufnehmen.

7.

Trinken Sie ausreichend: Mindestens eineinhalb Liter Flüssigkeit pro Tag sollten Sie für eine gesunde Ernährung zu sich nehmen. Bevorzugen Sie Tee, Kaffee, Mineralwasser und Frucht- oder Gemüsesäfte. Wenn Sie über den Tag verteilt trinken, vermeiden Sie das Auftreten von Hungergefühlen und halten gleichzeitig Ihren Flüssigkeitshaushalt in einem gesunden Gleichgewicht. Vor allem ältere Menschen sollten unbedingt auf eine ausreichende Flüssigkeitszufuhr achten. Sie neigen häufig dazu, zu wenig zu trinken, weil das Durstgefühl im Alter weniger ausgeprägt ist als in jungen Jahren. Stellen Sie sich also schon morgens die Menge an Mineralwasser, Tee oder Säften bereit, die Sie im Lauf des Tages trinken wollen. So haben Sie eine Kontrolle darüber, wieviel Sie tatsächlich während des Tages getrunken haben.

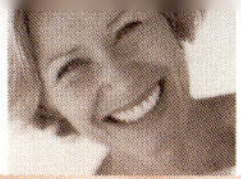

8.

Gehen Sie schonend mit der Nahrung um: Garen Sie Speisen möglichst kurz und bei geringer Hitze und benutzen Sie für die Zubereitung wenig Wasser und Fett. Dadurch werden empfindliche Inhaltsstoffe geschont, der natürliche Geschmack der Nahrung bleibt erhalten, und Sie vermeiden die Bildung schädlicher chemischer Verbindungen in der Nahrung, die bei zu hohen Gartemperaturen entstehen können.

9.

Essen Sie mit Genuß: Nichts ist schädlicher und gleichzeitig unbefriedigender als eine hastig heruntergeschlungene Mahlzeit. Essen dient nicht nur der Versorgung unseres Körpers mit Nährstoffen, es ist auch ein Teil unserer Kultur. Nehmen Sie sich also für das Essen Zeit und denken Sie daran, daß der Mensch nicht nur mit dem Mund, sondern auch mit den Augen ißt. Dann sind Sie nach dem Essen nicht nur satter, sondern auch zufriedener. Außerdem brauchen Sie bei einer genußvollen und gemütlichen Mahlzeit eine geringere Menge an Nahrung, um satt zu werden, weil sich das Sättigungsgefühl rascher einstellt. So verringern Sie Ihre Kalorienzufuhr, ohne sich durch mühsame Selbstbeherrschung zum Nichtessen zwingen zu müssen.

10.

Kombinieren Sie Ihre Ernährungsumstellung mit gesteigerter körperlicher Aktivität: Bewegung verbrennt nicht nur überflüssige Kalorien und Fettspeicher, sie steigert auch Ihr Wohlbefinden und Ihre Fitneß – und steuert Ihren Appetit, so daß Ihnen das auch wirklich schmeckt, was gesund ist.

Wenn es Ihnen gelingt, Ihre Eßgewohnheiten nachhaltig zu verändern, werden Ihnen das nicht nur Ihr Herz und Ihr Gehirn danken. Durch den Abbau von Übergewicht und eine bewußtere Ernährung reduzieren Sie zum Beispiel auch das Risiko, an Diabetes zu erkranken, Sie sparen Medikamente bei der Behandlung Ihres hohen Blutdrucks ein (oder Sie werden ihn sogar ganz los), Ihre Blutfettwerte verbessern sich, und auch anderen Zivilisationskrankheiten wird der Nährboden dadurch entzogen (siehe auch Seite 22 ff.). Und Sie werden gegen eine weitere große Gesundheitsgefahr aktiv; denn auch vielen Krebsarten kann man durch eine bewußte Ernährung und vernünftige Fitneß vorbeugen und sogar die Krebstherapie durch Stärkung des Immunsystems unterstützen.

Das Märchen von den Wunderdiäten

Der Großteil übergewichtiger Menschen greift im Verlauf seines Kampfes mit den Pfunden irgendwann nach dem Strohhalm »Wunderdiät«. Die »Schlank in drei Wochen«-Kuren werben mit sagenhaften Erfolgsversprechen bei möglichst geringem Einsatz und Überwindung.

Die Nachteile dieser Wunderdiäten bekommt man meist gleich doppelt zu spüren: Der erreichte Gewichtsverlust hält sich in Grenzen, und nach dem Ende der Diät sammeln sich nicht nur die verlorenen, sondern oft auch noch ein paar neue Pfunde an. Das macht diese Diäten nicht nur unnütz, sondern auch ungesund und sogar gefährlich.

Der Grund für diesen sogenannten »Jo-Jo-Effekt« ist leicht zu erkennen: Der menschliche Körper paßt sich in seinem Energieumsatz der zur Verfügung stehenden Nahrungsenergie an. Wenn Sie kurzfristig die zugeführten Kalorien drastisch reduzieren, reagiert Ihr Körper darauf mit einem geringeren Kalorienverbrauch. Das hat zur Folge, daß Sie trotz streng eingehaltener Diät nach einiger Zeit kein oder nur noch wenig Gewicht verlieren.

Nach dem Ende der Diät wird der reduzierte Energieverbrauch Ihres Körpers sogar zur großen Sorge für Ihre Gesundheit. Ihr Stoffwechsel benötigt nämlich eine gewisse Zeit, um auf die wieder angestiegene Kalorienzufuhr zu reagieren. Bis dahin wird ein Großteil der zugeführten Brennstoffe von Ihrem Körper eingelagert – in Form von zusätzlichem Fettgewebe. So haben Sie nach der Diät unter dem Strich nicht nur kein Gewicht abgebaut, sondern noch zusätzliches Übergewicht angehäuft. Das treibt

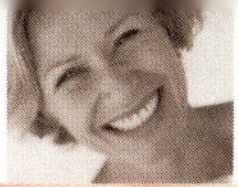

Sie zur nächsten Wunderdiät, und der gesundheitsschädliche Kreislauf zwischen wenig Abspecken und viel Fett ansetzen beginnt aufs neue.

Die Schuld am Mißerfolg der Diät schieben sich die Betroffenen meist selbst in die Schuhe. So verliert man nicht nur ein Stück Lebensfreude, sondern auch die Motivation, an der eigenen Gesundheit zu arbeiten. Ohne diese Motivation aber wird es jedem Menschen schwerfallen, die für einen gesünderen Lebensstil notwendigen Veränderungen durchzuführen. Statt Ihre Hoffnung auf die leeren Versprechungen dieser Wundermittel zu verschwenden, sollten Sie sich erreichbare Ziele stecken und konsequent an der Umsetzung arbeiten, indem Sie sich von Ihrer eigenen inneren Körperintelligenz leiten lassen.

Eine kurzzeitige Diät mag auf den ersten Blick weniger aufwendig und schwierig als eine dauerhafte Ernährungsumstellung erscheinen. Sie wird Ihnen allerdings kaum langfristige Gesundheitsvorteile bringen. Und sie ist – im Gegensatz zu der von mir vorgeschlagenen Ernährungsweise – auch immer mit einer Reihe von Verboten und Einschränkungen verbunden. Zu einer gesteigerten Lebensfreude trägt das nicht unbedingt bei.

Sie bestimmen Ihr Wunschgewicht und pflegen es intelligent

Übergewicht schadet Ihrer Gesundheit auf mehr als eine Weise, wie ich es bereits an anderer Stelle (siehe Seite 30 ff.) ausführlich erläutert habe. Nutzen Sie daher die vielfachen positiven Effekte einer Gewichtsabnahme für ein bewußteres und gesünderes Leben.

Als geeignetste Methode zur Einschätzung der Gewichtsproblematik hat sich der Body-Mass-Index (BMI) durchgesetzt (siehe Seite 28). Er beruht auf einem bestimmten Verhältnis von Körpergewicht zu Körpergröße und erlaubt eine wesentlich genauere Abschätzung eines vorhandenen Übergewichts.

Zur Wiederholung: Von Normalgewicht spricht man bei einem

BMI von 20 bis 25, von Untergewicht bei einem von unter 20, von Übergewicht bei einem von 25 bis 30, von Fettsucht (Adipositas) Grad I bei einem von 30 bis 35 und von Fettsucht Grad II bei einem von 35 bis 40. Bei einem BMI von über 40 spricht man dann allerdings von einer extremen Fettsucht.

Wichtig für die krankhafte Bedeutung des Übergewichts ist nicht nur sein Vorhandensein, sondern auch die Verteilung am Körper (siehe auch Seite 29). Wie wir bereits gesagt haben, gilt die typisch männliche Fettverteilung mit ausgeprägtem »Wohlstandsbauch« (»Apfeltyp«) als besonders gefährlich für das Herz-Kreislauf-System. Bei diesem Typ ist das Fett vor allem innerhalb des Bauchraumes um das Verdauungssystem herum abgelagert. Das aus diesem Fettgewebe in die Leber abfließende Blut führt zu Erhöhung der Blutfette. Dieses Fett innerhalb des Bauches kann man auch durch Fettabsaugen nicht beseitigen. Man kommt also um die Gewichtsabnahme nicht herum. Die typisch weibliche Fettverteilung mit Polstern an Hüften und Oberschenkeln (»Birnentyp«) dagegen ist zwar meist für das Selbstwertgefühl problematisch, birgt aber ein deutlich geringeres Herzinfarktrisiko. Wenn mit einsetzenden Wechseljahren die weiblichen Fettpolster am Bauch ausgebaut werden, steigert das dann aber auch bei diesem Typ der Fettverteilung die Gefahr für die Erhöhung der Blutfette, der Entstehung der Arteriosklerose und damit auch für das Herz-Kreislauf-System.

Wenn Sie sich mit Hilfe ihres persönlichen Body-Mass-Indexes (BMI) und Ihrer Fettverteilung ein Bild von der Menge und Verteilung Ihres überflüssigen Fettgewebes gemacht haben, gilt es nun, sich ein angestrebtes Wunschgewicht als Ziel zu setzen. Bleiben Sie dabei realistisch, besonders was den zeitlichen Ablauf betrifft. Wenn Sie Ihre überflüssigen Pfunde loswerden möchten, dann denken Sie nicht in Tagen oder Wochen, sondern in Monaten und Jahren. Zu hohe Erwartungen führen nur zu Unzufriedenheit und steigern die Gefahr, daß Sie Ihre Bemühungen vorzeitig abbrechen. Bedenken Sie, daß es meist viele Jahre gedauert hat, sich die Fettpolster zuzulegen. Erwarten Sie also nicht, sie innerhalb von Tagen wieder loszuwerden.

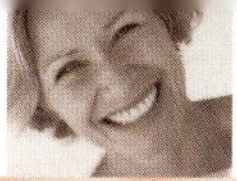

Auch wenn ein normales Gewicht ein wichtiges Ziel in Ihrem Gesundheitsprogramm sein sollte, sollten Sie Ihren persönlichen und anzustrebenden Body-Mass-Index (BMI) nicht zum goldenen Kalb machen, um den Ihre Gedanken pausenlos kreisen. Verzichten Sie auch darauf, sich täglich auf die Waage zu stellen. Eine wöchentliche Gewichtskontrolle ist für die Beurteilung des Verlaufs völlig ausreichend.

Eine langsame Gewichtsnormalisierung durch eine Ernährungsumstellung und mehr körperliche Aktivität mag zwar auf Ihre Bekannten weniger spektakulär wirken als die purzelnden Pfunde in einer Drei-Wochen-Diät. Auf lange Sicht befinden Sie sich mit der grundlegenden Umstellung Ihrer Ernährung aber auf der Überholspur. Am besten wäre es, die Ernährung so zu gestalten, daß Sie sie mit Freude das ganze Leben beibehalten können.

Für Männer zwischen 25 und 50 Jahren mit einem durchschnittlichen Aktivitätsgrad empfiehlt die Deutsche Gesellschaft für Ernährung (DGE) eine tägliche Kalorienzufuhr von etwa 2900 kcal, für Frauen von etwa 2300 kcal.

In der Altersgruppe von 50 bis 65 Jahren reduzieren sich die empfohlenen Durchschnittswerte auf 2500 kcal für Männer und 2000 kcal für Frauen.

Wenn diese Mengen längere Zeit überschritten werden, speichert der Körper je nach Veranlagung die überflüssigen Kalorien im Fettgewebe. Man setzt Fett an und wird schließlich übergewichtig.

Der wichtigste Schritt gegen Übergewicht und Fehlernährung ist also die Verringerung der täglich aufgenommenen Kalorienmenge. Da Fette pro Gramm doppelt so viele Kalorien enthalten wie Kohlenhydrate und Eiweiß, sollte man sich betont fettarm ernähren, um Kalorien zu sparen. Vor allem die ungesunden gesättigten Fette in tierischen Produkten sollte man in Grenzen halten. Ziel sollte sein, die Gesamtfettmenge in der Nahrung auf 60 bis 70 Gramm pro Tag zu vermindern. Achten Sie bei pflanzlichen Fettquellen außerdem auf Qualität. Billige Margarinen und Pflanzenfette enthalten einen hohen Anteil an sogenannten »Transfetten«, die bei kostensparenden Produktionsmethoden entstehen. Diese Transfette sind alles andere als gesund. Geben Sie deshalb lieber für eine hochwertige Margarine ein paar Cent mehr aus – oder nehmen Sie Butter in kleinen Mengen.

Das angestrebte Ziel sollte bei dieser Art der Gewichtsabnahme immer lauten, durch die Kombination von reduzierter Kalorienzufuhr und gesteigerter körperlicher Aktivität pro Monat etwa ein halbes bis ein Kilogramm Gewicht abzubauen, bis Sie Ihr Normalgewicht erreicht haben. Je nachdem wie ausgeprägt Ihr Übergewicht ist, kann das einige Monate dauern. Verlieren Sie deshalb nicht die Geduld, sondern sehen Sie in der Ernährungsumstellung eine Vorsorgemaßnahme, die Sie für den Rest Ihres Lebens gerne beibehalten wollen. Durch ihren neuen, bewußten Lebensstil wird sich allmählich ihre Körperintelligenz entwickeln und Ihnen dabei helfen, daß Sie einen ganz wesentlichen Punkt nie aus Ihrem Bewußtsein verlieren: Jeder Schritt auf diesem Weg ist für Sie ein Zugewinn an Lebensqualität – und an Lebenserwartung.

Bausteine für eine gesunde und individuelle Ernährung

Ernährung für das Immunsystem – »Immunonutrition«

Ernährung und Immunsystem hängen eng miteinander zusammen. Die Mangelernährung in Entwicklungsländern zum Beispiel schwächt das Immunsystem und fördert die Anfälligkeit für Infektionskrankheiten. Aber nicht nur eine Mangelernährung schwächt das Immunsystem, sondern auch die in der Zivilisation vorherrschende Überernährung und Fehlernährung. Wenn man das Immunsystem stärken will, sollte man eine richtig dosierte körperliche Aktivität mit einer ausgewogenen, gesunden Ernährung kombinieren und zusätzlich in der Ernährung Schwerpunkte bilden, die die Funktion des Immunsystems erfolgreich unterstützen.

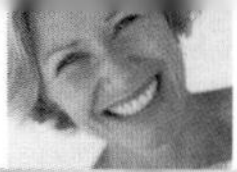

EMPFEHLUNG

So sparen Sie Fett

- Verwenden Sie bevorzugt pflanzliche Lebensmittel wie Gemüse, Getreide, Kartoffeln und Obst.
- Benutzen Sie frische Lebensmittel. Fertiggerichte können viel Fett und Salz enthalten.
- Essen Sie statt Fleisch lieber mehr Fisch. Wenn Sie jedoch Fleisch und Wurst essen, geben Sie mageren Sorten den Vorzug. Bevorzugen Sie auch bei Käse und anderen Milchprodukten die Magerstufe. Der Fettgehalt ist üblicherweise auf der Verpackung angegeben.
- Sparen Sie Butter, indem Sie belegte Brote mit Frischkäse oder Quark bestreichen.
- Entfernen Sie bei Fisch, Fleisch und Schinken die sichtbaren Fette und die fettreiche Haut.
- Ersetzen Sie Wurst und Käse hin und wieder durch vegetarischen Brotbelag wie Tomaten, Gurken oder Rettich.
- Benutzen Sie beschichtete Töpfe oder Pfannen, in denen Sie die Speisen ohne oder mit wenig Fett garen können.
- Ersetzen Sie in Salatsaucen Öl und Mayonnaise mindestens teilweise durch Joghurt, saure Sahne, Quark oder Dickmilch.
- Ersetzen Sie in Rahmsaucen und Aufläufen die Hälfte der Sahne durch Milch.
- Bereiten Sie eher Pell- oder Folienkartoffeln als Bratkartoffeln, Rösti, Kartoffelpuffer, Kroketten oder Pommes frites zu.
- Wie Sie an dieser Liste sehen können, ist es nicht erforderlich, auf jede schmackhafte Nahrungsform zu verzichten. Durch kleine Schritte reduzieren Sie den Fettgehalt in Ihrer Nahrung, ohne den Genuß vom Speiseplan zu streichen. Sie verbessern zugleich Ihre Cholesterinwerte und bauen Übergewicht ab.

GUT ZU WISSEN

Bestandteile einer immunstärkenden Ernährung

Eiweiß (Protein) und Aminosäuren:
Ausreichend Eiweiß mit hoher biologischer Wertigkeit
Einzelne Aminosäuren und Peptide, zum Beispiel Glutamin, Glycin, Glutathion, Arginin

Fettsäuren:
Omega-3-Fettsäuren in Fischölen, vor allem in Fettfischen wie Makrele, Lachs und Hering

Vitamine:
A, D, E, D, B_6, B_{12}, Folsäure und C

Spurenelemente:
Selen, Zink, Kupfer, Mangan

Sekundäre Pflanzenstoffe:
zum Beispiel Flavone, Flavonoide, Phenole, Anthocyane u. a.

Eiweiß (Proteine) und Aminosäuren

Wichtig für das Immunsystem sind vor allem die Aminosäuren Glutamin und Arginin sowie bestimmte Zellkernsubstanzen (Nukleotide). Diese Eiweißbausteine sind in einer hochwertigen und eiweißreichen Ernährung mit günstigen Eiweißkombinationen (siehe Seite 105) meistens enthalten. Eiweißzulagen mit biologisch hochwertigem Eiweiß stärken das Immunsystem.

Fette und Fettsäuren

Besonders die Omega-3-Fettsäuren unterstützen das Immunsystem. Sie sind vor allem in den Fettfischen Lachs, Makrele und Hering enthalten.

Vitamine und Spurenelemente

Vitamin A, Beta-Carotin und andere Carotinoide fördern die Bildung des Immunbotenstoffes Interferon und die Funktion bestimmter Immunzellen.

Vitamin C ist ein wichtiges Antioxidans, verbessert die Funktionen der Lymphozyten (weiße Blutkörperchen) und fördert die Immunantwort.

Selen hat von allen Spurenelementen den stärksten Einfluß auf das Immunsystem, vermutlich wegen seiner Wirkung als Radikalfänger. Außerdem regeneriert es oxidiertes Vitamin E.

Zink ist unentbehrlich für die Wirkung von über 200 Enzymen im Stoffwechsel wie auch im Immunsystem. Bei Zinkmangel ist

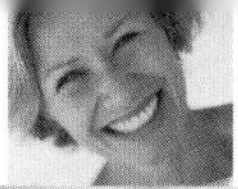

INFO GESUNDHEIT

Leitlinien für Ernährung und körperliche Aktivität zur Krebs-Prävention
(American Cancer Society ACS, 2002)

1. Iß eine Vielzahl gesunder Nahrungsmittel mit einem Schwerpunkt auf pflanzliche Nahrungsmittel!

- Iß jeden Tag fünf oder mehr Portionen Gemüse und Obst!
- Wähle Vollkornprodukte und gib ihnen den Vorzug vor raffinierten Kohlenhydraten und Zucker!
- Schränke den Verzehr von rotem Fleisch ein, besonders wenn es fett ist!
- Wähle Nahrungsmittel, die dir helfen, ein gesundheitsförderndes Körpergewicht zu erreichen und aufrechtzuerhalten!

2. Eigne dir einen Lebensstil mit ausreichend körperlicher Aktivität an!

- Erwachsene: Bewege dich ausdauernd mit geringer bis mittlerer (moderater) Intensität für 30 bis 45 Minuten an fünf oder mehr Tagen in der Woche!
- Kinder und Jugendliche: Bewegt euch wenigstens 60 Minuten mit moderater oder etwas höherer Intensität an mindestens fünf Tagen der Woche!

3. Behalte ein gesundes Körpergewicht – das ganze Leben lang!

- Achte auf ein Gleichgewicht zwischen Kalorienaufnahme und Kalorienausgabe durch körperliche Aktivität!
- Nimm Gewicht ab, wenn du momentan übergewichtig bist!

4. Wenn du alkoholische Getränke zu dir nimmst – begrenze den Verbrauch (auf einen Drink pro Tag)!

die Funktion der T-Helferzellen und natürlichen Killerzellen vermindert. Außerdem fördert Zink die Wundheilung.

Außerdem sind für das Immunsystems auch die Vitamine des B-Komplexes (B_1, B_2, B_6, B_{12}), Folsäure und Vitamin D wichtig.

Mehr Lebenskraft durch gesunde Mittelmeerkost

Daß man sich auch ohne Zwang und Verzicht gesund ernähren kann, beweisen uns unsere Nachbarn in den südlichen Ländern. In internationalen Studien wurde nachgewiesen, daß sie wesentlich seltener an Krankheiten des Herz-Kreislauf-Systems, an Herzinfarkten, Schlaganfällen oder auch Krebserkrankungen leiden. Dies wird hauptsächlich mit den Ernährungsgewohnheiten der südlichen Länder begründet. Daher empfiehlt man diese Kost heute auch ganz allgemein unter dem Namen »Mittelmeerkost«. Sie findet erfreulicherweise auch bei uns immer mehr Anklang. Man geht immer öfter einmal zum »Italiener«, wobei ein Italiener bei seiner Kost eigentlich auf nichts verzichtet.

Die Mittelmeerkost ist schmackhaft, leicht verdaulich – und man ist auch nicht zum Hungern gezwungen. Darin liegt gerade der große Vorteil dieser Ernährungsweise: Man muß sich nicht in das Korsett eines einengenden »Diätprogramms« zwängen, das aus Geboten und Verboten besteht und das die Freude am Essen durch Angst vor Kalorien ersetzt. Dazu zählt auch, daß Südländer ihre Mittelmeerkost mit viel Zeit, Gelassenheit und Genuß einnehmen. Sie haben erkannt: In der Ruhe und Loslösung vom Alltag gewinnt man neue Kraft. Auch wir sollten lernen, uns von Streß zu befreien, bevor wir die liebevoll zubereiteten Speisen bewußt genießen. Wer – auch beim Essen – optimistisch denkt,

GUT ZU WISSEN

Die 10 Grundsätze der mediterranen Küche

1. zahlreiche Gemüse gemischt
2. ausgewählte Getreideprodukte
3. reichlich Olivenöl
4. wenig tierische Fette
5. wenig Fleisch, mehr Fisch
6. wenig Kochsalz – aber Gewürze und Kräuter
7. wenig Zucker, mehr Früchte verschiedener Art
8. einige 1000 Jahre Erfahrung und Intuition
9. viel Liebe und Zeit zum Kochen
10. eine entspannte Atmosphäre bei Tisch – und dazu vielleicht etwas Rotwein

viel lacht und bewußt genießt, schafft zusätzliche Lebensqualität.

Auf dem Speiseplan der Mittelmeerländer ist eine ganze Reihe an Ernährungsempfehlungen eingebaut, die die Gesundheit fördern, die Pfunde schmelzen lassen und die nötige Power in den Alltag bringen: frische Gemüse, Salate und Obst versorgen den Körper mit wichtigen Vitaminen und Spurenelementen. Die Nahrungsenergie wird überwiegend aus gesunden Kohlenhydraten (»viel Pasta«, deren Kohlenhydrate aus Hartweizen langsam ins Blut sickern) gewonnen, wobei der Fettanteil hoch genug ist, um den Genuß zu steigern, und qualitativ so hochwertig, um noch dazu die Gesundheit zu fördern. Es werden nämlich hauptsächlich pflanzliche Öle wie Olivenöl verwendet – und durch häufigen Fischgenuß auch reichlich gesundheitsfördernde Omega-3-Fettsäuren in den Speiseplan eingebaut. Es steht zwar auch Fleisch auf dem Speiseplan, meist in Form von Geflügel (weißes Fleisch), das aber etwa viermal in der Woche durch Fisch oder vegetarische Speisen ersetzt wird. Ein Gläschen Rotwein zum Essen und ein bißchen Knoblauch haben ebenfalls einen günstigen Einfluß auf die Gesundheit.

Die »Polymeal«-Diät – Mit Fisch und Rotwein fünf Jahre länger leben

Wissenschaftler vom Medizinischen Erasmus-Zentrum in Rotterdam untersuchten die Auswirkungen einer Diät aus Fisch, Rotwein, Bitterschokolade sowie Obst und Gemüse. Nach ihren Hochrechnungen würde durch diese Diät das Risiko einer Herzkrankheit um 76 % (!) sinken, und die Lebenserwartung bei Frauen um fünf und bei Männern sogar um 6,6 Jahre steigen. Die untersuchte »Polymeal«-Diät, die von der Mittelmeerkost abgeleitet ist, enthält folgende Nahrungsmittel:

- Viermal in der Woche Fisch
- täglich
  - 400 g Obst und Gemüse
  - 150 ml Rotwein
  - 100 g Bitterschokolade
  - 2–3 g Knoblauch
  - 60–70 g Mandeln

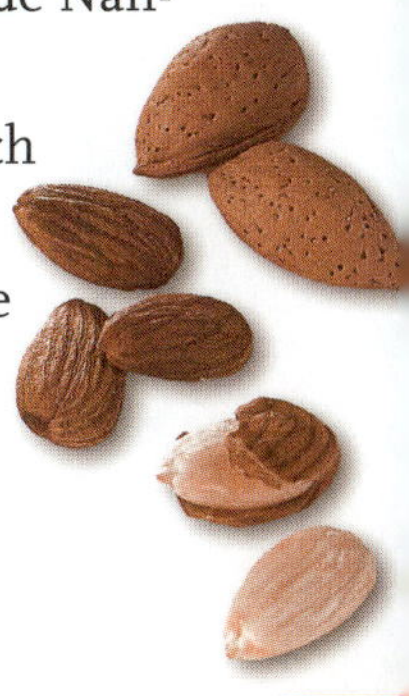

Außerdem schreiben die Wissenschaftler (British Medical Journal 2004) folgende vernünftige Sätze:

- Eine solche Ernährung kann zu einem genügsamen, aktiven Leben beitragen und
- bewahrt den Menschen vor überflüssigen Pillen und eingebildeten Krankheiten.

Tatsächlich ist das eine sehr angenehme Kost, die man leicht zubereiten kann – und es gibt bis jetzt keine Nahrungsergänzung, die ähnliche Erfolge vorweisen könnte. Die wesentlichen Wirkstoffe dieser »Polymeal«-Diät sind:

- Omega-3-Fettsäuren, hochwertiges Eiweiß und Spurenelemente (Selen) aus Fisch
- Sekundäre Pflanzenstoffe aus Gemüse und Obst
- Flavone und Flavonoide aus Rotwein und Kakao (Bitterschokolade)
- Sulfide aus Knoblauch und
- Essentielle Fettsäuren aus Mandeln.

Das »Wunder von Campodimele«

Die Weltgesundheitsorganisation (WHO) untersucht seit einigen Jahren das »Wunder« von Campodimele, einem kleinen Ort in der Nähe von Rom: Dort werden mehr Menschen älter als anderswo in Europa. Die durchschnittliche Lebenserwartung liegt um sagenhafte 20 bis 30 Jahre höher als bei der Durchschnittsbevölkerung des übrigen Italien. Offenbar gibt es in Campodimele ein Geheimnis für die Langlebigkeit der dort ansässigen Menschen. Die Wissenschaft schätzt ganz allgemein, daß Langlebigkeit zu etwa 30 Prozent genetisch, also vererbbar ist, und zu etwa 70 Prozent durch Umwelteinflüsse bedingt ist.

Die Frage ist: Welche Umwelteinflüsse gibt es in Campodimele, die sich von denen der Durchschnittsbevölkerung in Italien oder im sonstigen Europa unterscheiden?

Zunächst ist es die Lage: Campodimele liegt 617 Meter hoch, wie ein »Adlerhorst« in den Bergen südlich von Rom, nur durch eine schmale Schotterstraße erreichbar. Die Menschen leben dort hart und bescheiden, im Kampf und im Einklang mit der Natur. Auf den Feldern arbeiten nebeneinander fünf (!) Generationen, vom Ur-Urur-

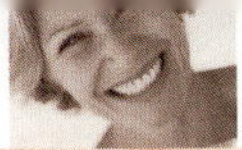

großvater bis zum Enkel. Man akzeptiert sich gegenseitig, auch die »Älteren«.

Dann ist es wohl auch die Ernährung. Sie ist ebenso einfach und karg wie die Umgebung. Die Ernährung ist vor allem durch reichlich Olivenöl gekennzeichnet, das man dort ehrfürchtig als »Öl Gottes« bezeichnet. Jede Familie hat ihren eigenen Olivenhain. Das Öl wird kalt gepreßt. Etwa ein Wasserglas Olivenöl verbraucht jeder Einwohner täglich in den verschiedenen Speisen. Die WHO kommt zu dem Schluß: Olivenöl ist das einzige Fett, das die Gesundheit schützt und das Leben um mehrere Jahre verlängern kann.

Oder ist es das Brot? Selbst gebacken aus selbst angebautem Korn, einer Sorte, die es schon vor mehr als 1000 Jahren gab? Im eigenen Garten gedeihen Weizen, Gerste und Mais mit natürlichem Dünger, ohne Pflanzenschutzmittel. Das Korn wird in einer Steinmühle gemahlen, mit Anis, Oregano und Basilikum gewürzt – und im Holzofen gebacken. Auch die Nudeln werden selbst gemacht – ohne Salz. Der tägliche Salzverbrauch liegt unter 3 Gramm (in der »normalen« Zivilisationskost hingegen bei 12 bis 15 Gramm!).

Schließlich gibt es auch reichlich Gemüse – ohne Düngemittel angebaut, ohne Konservierungsstoffe und Salz – aus alten, überlieferten Gemüsesorten, nicht aus modernen Züchtungen. Auffallend ist der hohe Verzehr von Tomaten in jeder Form – und von Bohnen, dunklen »Cicerchia-Bohnen«. Die Bohnen werden in Olivenöl mit Kräutern eingelagert. Vielleicht sind es auch diese Kräuter aus dem eigenen Kräutergarten, Anis, Basilikum, Rosmarin, Majoran, die – in Tomatensud gekocht – sich über zwei Jahre frisch halten lassen.

Außerdem gibt es weder Fleisch noch Wurst noch Schinken – nur Fisch. Vom Fischöl mit seinen Omega-3-Fettsäuren weiß man, wie bereits erwähnt, daß es neben vielen anderen Wirkungen gegen Arteriosklerose schützt und das Immunsystem stärkt. Und dann ist da noch der Rotwein, von dem jeder Bewohner täglich mit Genuß zwei Gläschen trinkt.

Eigentlich leben die Einwohner von Campodimele intuitiv so, wie es heute die moderne Ernährungslehre als Ergebnis ausgedehnter wissenschaftlicher Forschungen empfiehlt. Und doch kommt noch ein wichtiger Faktor hinzu: Die Menschen in Campodimele leben in Harmonie mit sich und der Umwelt – vielleicht ist das sogar der wichtigste Faktor ...

Nahrungsergänzung

Dieser Abschnitt wurde bewußt an das Ende des Kapitels über die Ernährung gestellt, weil Nahrungsergänzungen prinzipiell nur als »Beigabe« eingesetzt werden sollten. Heute wird, meist aus Profitgier und Unwissenheit, mit Nahrungsergänzungsmitteln viel Unfug getrieben. Denn auch bei Nahrungsergänzungsmitteln ist das rechte Maß wichtig. Nahrungsergänzungen können nützen – aber auch schaden. Daher gehören ihr Einsatz und ihre Dosierung in kundige Hände. Inzwischen gibt es eine ganze Reihe von Studien, die nachweisen konnten, daß die Verabreichung einzelner Vitamine in hoher und höchster Dosierung auch nachteilig sein kann, weil sie das innere Gleichgewicht des Körpers (Homöostase) durcheinanderbringt. Und der Körper braucht sein inneres Gleichgewicht, um alle Funktionen optimal ausüben zu können. Deswegen sollte man es nicht absichtlich stören. Stellvertretend für eine ganzheitliche Betrachtung von Nahrungsergänzungen wollen wir im folgenden einmal die Forschungen betrachten, die man mit Äpfeln gemacht hat. Man kann dabei ganz gut erkennen, worauf es ankommt: die intuitive Erfahrung mit intellektuellen Erkenntnissen zu verbinden.

»An apple a day keeps the doctor away«

Erste Mitteilungen über die gesundheitliche Bedeutung von Äpfeln stammen bereits aus dem Mittelalter. Damals hieß es sinngemäß: »Iß einen Apfel, bevor du zu Bett gehst, dann muß der Doktor um sein Brot betteln.« Erst später entstand daraus das prägnante englische Sprichwort: »An apple a day keeps the doctor away« (Ein Apfel am Tag hält den Doktor fern). Man

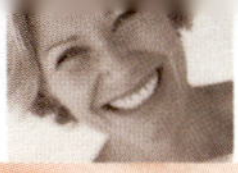

spricht auch von einem »Herzapfel« und drückt dadurch aus, daß Äpfel vorbeugend gegen Herzkrankheiten (gemeint sind dabei vor allem Verkalkung und Verschluß der Herzkranzgefäße) wirken können. Auch gegen Durchfallerkrankungen sind geriebene Äpfel ein »Geheimrezept«. Erst in neuerer Zeit wurden diese alten intuitiven Erkenntnisse eingehender erforscht:

- Nach den Forschungen an der Cornell Universität New York ist die antioxidative Kapazität (Fähigkeit, freie Radikale abzufangen) von 100 g Apfel mit Schale (Sorte Rote Gold Delicious) so stark wie die von 1300 Milligramm Vitamin C. Das wären 260mal mehr Vitamin C als in diesen 100 g Apfel enthalten sind. Das heißt aber auch: Nicht das Vitamin C entfaltet diese antioxidative Wirkung, sondern die im Apfel enthaltenen sekundären Pflanzenstoffe (Flavone, Flavonoide usw.), die sogar in der Lage sind, die Zellteilungsrate zum Beispiel von Dickdarmkrebszellen (im Reagenzglas) um 29 Prozent (Apfel-Fruchtfleisch) bzw. 43 Prozent (Apfel-Schale) zu hemmen.
- Finnische Forscher fanden heraus, daß die Bevölkerungsgruppen, die die meisten Äpfel aßen, das geringste Schlaganfallrisiko aufwiesen. Auch gibt es finnische Studien über Äpfel, die deren vorbeugende Wirkung gegen die Entstehung von bestimmten Krebserkrankungen aufzeigten.
- Britische Forscher entdeckten, daß Apfelesser eine bessere Lungenfunktion aufwiesen als Nicht-Apfelesser.
- Forscher aus Hawaii berichteten, daß Menschen, die regelmäßig Äpfel aßen, ein eindeutig geringeres Lungenkrebsrisiko hatten.
- Wissenschaftler der Universität von Kalifornien konnten nachweisen, daß die in Äpfeln enthaltenen Pflanzenstoffe die Oxidation des »bösen« LDL-Cholesterins reduzieren konnten. In der Zusammenschau mit der bereits bekannten Tatsache, daß das in Äpfeln enthaltene Pektin Cholesterin im Darm zu binden und den Cholesterinspiegel im Blut zu senken vermag, kann man nun die Bezeichnung »Herzapfel« rational erklären.
- Es gibt Studien darüber, daß

GUT ZU WISSEN

Die antioxidative Wirkung von 100 g Apfel mit Schale ist 260mal größer als die antioxidative Wirkung der in 100 g Apfel mit Schale enthaltenen Menge an Vitamin C (5 mg). Das heißt: Wenn man durch Vitamin C allein die gleiche antioxidative Wirkung erzeugen wollte, wie sie in 100 g Apfel enthalten ist, müßte man 1300 mg (1,3 g) Vitamin C zuführen.

M. V. Eberhardt, C. Y. Lee, R. H. Liu: Antioxidant activity of fresh apples. Nature 86, 903 (2000)

Äpfel wegen ihrer antioxidativen Wirkung auch verhindern können, daß die ultraviolettem Licht ausgesetzte Haut runzelig wird – also fast ein »Anti-Aging-Effekt«.

Bereits diese Studien zeigen die zahlreichen gesundheitsfördernden Eigenschaften von Äpfeln. Diese Erkenntnisse könnte man im Alltag folgendermaßen umsetzen:

- Man sollte jeden Tag mindestens einen Apfel mit Schale essen und dabei die Apfelsorte wechseln; denn der Gehalt an sekundären Pflanzenstoffen wechselt von Sorte zu Sorte und von Jahreszeit zu Jahreszeit.
- Als Getränk sollte man öfter Apfelsaft wählen und dabei darauf achten, daß er aus ganzen Äpfeln (mit Schale) gewonnen wird.
- Ein Apfel ist ein gesunder schneller »Snack« für zwischendurch. Man braucht keine Zubereitung und keine Verpackung. Nehmen Sie einen Apfel mit zur Arbeit und geben Sie einen in das Lunchpaket Ihres Kindes – denn: »An apple a day keeps the doctor away«!

Natürliche Nahrungsergänzungen

Man sollte sich also zunächst um eine gesunde Ernährung mit reichlich Gemüse und Obst bemühen, um genügend Mikronährstoffe und sekundäre Pflanzenstoffe in der Nahrung zu haben. Bei den Äpfeln haben wir gesehen, daß auch geringe Mengen von Vitaminen im Verbund mit sekundären Pflanzenstoffen eine viel größere Wirkung entfalten, als wenn man sie isoliert zuführt. Daher könnte man seine Ernährung aufwerten, wenn man

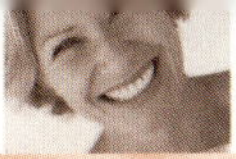

zusätzlich Nahrungsmittel mit hoher Nährstoffdichte in die Ernährung einfügt – sozusagen als natürliche Nahrungsergänzung, zum Beispiel:

- Acerola-Taler – als Spender von natürlichem Vitamin C in Verbindung mit sekundären Pflanzenstoffen aus Acerolakirschen, Hagebutten und schwarzen Johannisbeeren.
- Weizenkeime – als Spender von hochwertigem Eiweiß, Lezithin, Vitamin E, Vitamin-B-Komplex, Folsäure sowie Magnesium, Zink, Mangan, Kupfer, Chrom und Selen – alles in recht guter Dosierung und in ganzheitlicher, natürlicher Zusammensetzung (siehe Tabelle).
- Kakao, Bitterschokolade – als gesunder Spender von zahlreichen sekundären Pflanzenstoffen (vor allem Flavone und Flavonoide) in großer Nährstoffdichte.
- Hefeflocken und Bierhefe – mit einem hohen Anteil an Vitaminen des B-Komplexes und auch von Spurenelementen wie Selen und Chrom.

Weizenkeimöl – als Spender von hochwertigem Vitamin E, bestehend aus zahlreichen Tocopherolen und gesundheitsfördernden Begleitstoffen (Phytosterine, Lecithin, Biocosanole).

INFO GESUNDHEIT

Weizenkeime – Nährstoffe in 100 g

Eiweiß	*28 g*
Kohlenhydrate	32 g
Fett (Weizenkeimöl)	10 g
Lezithin	*2 g*
Ballaststoffe	16 g
Vitamin E	*28 mg*
Vitamin B1	1,8 mg
Vitamin B2	0,7 mg
Niacin	4,5 mg
Vitamin B6	3,3 mg
Folsäure	*500 µg*
Magnesium	*250 mg*
Zink	*14 mg*
Mangan	*15 mg*
Kupfer	*1 mg*
Chrom	*70 µg*
Selen	*100 µg*
Molybdän	100 µg

Nahrungsergänzung für Sportler

Leistungs- und Hochleistungssportler erzeugen durch Training und Wettkämpfe manchmal Ernährungsbedürfnisse, die sie allein durch die Ernährung nicht ausgleichen können. Gesundheitssportler haben mehr das Problem der Gewichtsabnahme. Auch dabei können manchmal Ernährungs-Engpässe auftreten, zumal wenn die notwendige Kalorien-Restriktion mit körperlicher Aktivität kombiniert wird. Dann können auch Gesundheitssportler durchaus einmal einen Seitenblick darauf tun, was Leistungs- und Hochleistungssportler als Nahrungsergänzung nutzen.

Die Haupt-Nahrungsergänzungen von Leistungs- und Hochleistungssportlern sind Makronährstoffe (Proteinkonzentrate, Kohlenhydratkonzentrate), Mikronährstoffe (Magnesium, Kalzium, Selen, Zink), Naturstoffe (zum Beispiel Spirulina-Algen) und Sportgetränke (Kohlenhydrat-Mineralstoff-Lösungen). Bei den Proteinkonzentraten werden meistens Produkte aus Molkeneiweiß und Soja-Protein benutzt. Auch bei Leistungs- und Hochleistungssportlern sollen Nahrungsergänzungen die Nahrung nur ergänzen – und nicht ersetzen. Das sollte auch beim Gesundheitssportler so sein.

Orthomolekulare Nahrungsergänzung

Wie bereits mehrfach betont, können hochdosierte Einzelgaben von Vitaminen und Nahrungsergänzungen mit hohen und höchsten Dosierungen nicht befürwortet werden, weil sie sinnlos sind und sogar schädlich sein können, da sie das innere Gleichgewicht des Körpers durcheinanderbringen. Das spricht aber nicht prinzipiell gegen den Ausgleich und die Vorbeugung von Mangelzuständen durch vernünftig dosierte Nahrungsergänzungen, wie das zum Beispiel in der orthomolekularen Medizin der Fall ist. Das Wort »orthomolekular« besagt, daß die eingesetzten Stoffe im richtigen (griechisch orthos = richtig) molekularen Verhältnis zueinander zugeführt werden. Gerade Menschen in der Lebensmitte können bereits zu einer Risikogruppe gehören (siehe auch Seite 110),

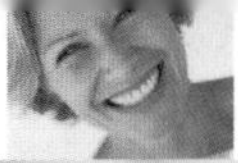

INFO GESUNDHEIT

Dosierungsempfehlungen der orthomolekularen Medizin zur Prävention von Zivilisationskrankheiten sowie zur Erhaltung guter Gesundheit und Vitalität (modifiziert nach U. Gröber und H.-P. Friedrichsen)

Vitamin-B-Komplex	
Vitamin B1, B2, B5, B6	10–50 mg
Niacinamid	20–200 mg
Vitamin B12	10–50 µg
Folsäure	400–800 µg
Biotin	100–300 µg
Antioxidantien	
Vitamin C	200–500 mg
Vitamin E	50–200 mg
Beta-Carotin, Carotinoide	5–20 mg
Coenzym Q10	15–30 mg
Selen	70–100 µg
Mangan	2–10 mg
Kupfer	1–3 mg
Alpha-Liponsäure	60–200 mg
Homocystein-Regulatoren	
Folsäure	400–1000 µg
Vitamin B12	10–50 µg
Vitamin B6	5–10 mg
Immunkompetenz	
Vitamin A.	2000–5000 I.E.
Zink	10–15 mg
Vitamin C, B6, Selen siehe oben	
Knochenwirksame Nährstoffe	
Kalzium	500–1200 mg
Magnesium	250–500 mg
Vitamin D3	3–10 µg
Vitamin K	30–150 µg
Kupfer, Mangan, Zink siehe oben	
Herzwirksame Nährstoffe	
Omega-3-Fettsäuren	1–1,5 g
Magnesium, Coenzym Q10, Vitamin E, Vitamin C siehe oben	

deren Nährstoffbedürfnisse auch durch eine noch so gesunde und intelligent zusammengesetzte Ernährung manchmal nicht ganz ausgeglichen gestaltet werden können. Bei Menschen in der Lebensmitte können folgende Ernährungsbedürfnisse in den Vordergrund treten:

- ein höherer Bedarf an Vitaminen des B-Komplexes
- ein höherer Bedarf an Antioxidantien
- ein höherer Bedarf an Vitaminen, die ein hohes Homocystein (Risikofaktor für Herzinfarkt und Arteriosklerose) herunterregulieren

INFO GESUNDHEIT

Beispiel einer orthomolekular zusammengesetzten Nahrungsergänzung zur Prävention von Alterskrankheiten und zur Unterstützung der körperlichen Aktivität in der Lebensmitte (modifiziert nach H. Dietl und G. Ohlenschläger):

Vitamine	
Vitamin A	2000–3000 I.E.
Vitamin C	200–500 mg
Vitamin E	50–200 mg
Vitamin B1	5–40 mg
Vitamin B2	5–40 mg
Vitamin B6	5–40 mg
Vitamin B12	5–15 µg
Vitamin D3	3–10 µg
Nicotinamid	50–300 mg
Folsäure	400–1000 µg
Pantothensäure	10–30 mg
Biotin	100–500 µg
Mineralstoffe und Spurenelemente	
Magnesium	100–300 mg
Selen	50–200 µg
Zink	10–20 mg
Mangan	2–5 mg
Kupfer	50–400 µg
Chrom	30–200 µg
Jod	150–300 µg
Essentielle Fettsäuren	
Fischöl (Lachsöl)	1–3 g
davon Omega-3-Fettsäuren	0,5–1,5 g
Sekundäre Pflanzenstoffe	
Gemischte natürliche Carotinoide	5–10 mg
Bioflavonoide	5–10 mg
Aminosäuren	
Lysin	500–800 mg
Arginin	100–200 mg
Cystin	80–200 mg
Außerdem	
Coenzym Q10	30–60 mg

- ein höherer Bedarf an Substanzen, die das Immunsystem unterstützen
- Knochenwirksame Nährstoffe
- Herzwirksame Nährstoffe

Einen Überblick über diese Nährstoffe und ihre Dosierung gibt der Kasten oben.

Der richtige Weg

Der richtige Weg ist auch bei der Nahrungsergänzung der Mittelweg. Wir haben in diesem Büchlein genügend Informationen gegeben, damit Sie einigermaßen selbständig in Ihren Entscheidungen werden können. Aufgrund

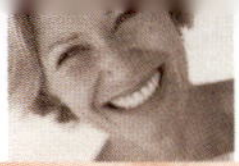

aller bisherigen wissenschaftlichen Erkenntnisse würde ich folgende Ratschläge geben:

- Keine Einzel-Vitamine in hohen Dosierungen.
- Wenn Vitamine – dann möglichst natürlicher Herkunft, vor allem bei Vitamin C und Vitamin E, möglichst zusammen mit allen Begleitstoffen (sekundären Pflanzenstoffen), die zur vollen Wirkungsentfaltung dieser Vitamine notwendig sind.
- Nahrungsergänzungen möglichst nur in orthomolekularer Zusammensetzung verwenden.
- Bei Einnahme von Nahrungsergänzungen dürfen Sie auf keinen Fall die optimale gesunde Ernährung vernachlässigen.
- Nahrungsergänzungen nicht jeden Tag einnehmen.

Man sollte dem Körper Zeit geben, sein inneres Gleichgewicht (Homöostase) wiederherzustellen.

Am besten besprechen Sie den Einsatz und die Auswahl einer eventuellen Nahrungsergänzung mit Ihrem Hausarzt!

Schlußwort

Nun haben Sie Ihre erste Arbeit an sich selbst erfolgreich abgeschlossen. Sie haben erfahren, daß Sie durch richtig dosierte körperliche Aktivität zusammen mit einer dem tatsächlichen Bedarf angepaßten, vollwertigen und gesunden Ernährung körperlich und geistig gesünder und leistungsfähiger geworden sind. Damit Sie nun nicht auf halbem Wege stehenbleiben, sollten Sie das ergänzende Buch »Entspannung und richtige Atmung« lesen. Es befaßt sich mit dem Bewußtsein des Menschen sowie mit bewußter Entspannung – bis hin zur Meditation. Gerade in der Lebensmitte braucht man eine Methode, um in einem leistungsbetonten Umfeld gesund und harmonisch überleben zu können. Wenn Sie dann alle vier Pfeiler der Gesundheit – Bewegung und Ernährung, Denken und Entspannung – optimal entwickelt haben, werden Sie Ihr Leben leichter meistern – und gesund und fit hundert Jahre alt werden. Zumindest wünscht Ihnen das von ganzem Herzen der Autor!

Literatur

Biesalski, H. K., P. Fürst, H. Kasper, R. Kluthe, W. Pölert, Ch. Puchstein und H. B. Stähelin (Hrsg.): Ernährungsmedizin. Georg Thieme Verlag Stuttgart, New York, 3. Aufl. 2004

Burgerstein, U. P., H. Schurgast und M. B. Zimmermann: Burgersteins Handbuch Nährstoffe. Karl F. Haug Verlag Heidelberg, 10. Aufl 2002

Deutsche Gesellschaft für Ernährung (DGE) (Hrsg.): D. A.CH Referenzwerte für die Nährstoffzufuhr. Umschau Braus Verlagsgesellschaft Frankfurt am Main 2000

Dietl, H., und G. Ohlenschläger: Handbuch der Orthomolekularen Medizin. Karl F. Haug Verlag Heidelberg 1999

Gröber, U.: Orthomolekulare Medizin. WVG Wissenschaftliche Verlagsgesellschaft Stuttgart 2000

Heufelder, A. E., und W. P. Bieger: Das Anti-Aging-Konzept. Gräfe und Unzer Verlag München 2001

Hollmann, W., und Th. Hettinger: Sportmedizin – Grundlagen für Arbeit, Training und Präventivmedizin. F. K. Schattauer Verlagsgesellschaft Stuttgart, 4. Aufl. 2000

Jacobi, G., H. K. Biesalski, U. Gola, J. Huber und F. Sommer (Hrsg.): Kursbuch Anti-Aging. Georg Thieme Verlag Stuttgart, New York 2004

Konopka, P.: Radsport. Der Ratgeber für Ausrüstung, Technik, Training, Ernährung, Wettkampf und Medizin. BLV Verlagsgesellschaft München, Wien, Zürich, 8. Auflage 2002

Konopka, P.: Richtig Rennradfahren. BLV Verlagsgesellschaft München, Wien, Zürich, 5. Auflage 2004

Konopka, P.: Sporternährung (für Leistungs- und Hochleistungssportler). Leistungsförderung durch vollwertige und bedarfsangepasste Ernährung, BLV Sportwissen, BLV Verlagsgesellschaft München, Wien, Zürich, 9. Auflage 2002

Konopka, P.: Richtige Sporternährung (für Breiten- und Gesundheitssportler), BLV Sportpraxis Top, BLV Verlagsgesellschaft München, Wien, Zürich 2003

Konopka, P.: Gut drauf sein. Hirzel Verlag Stuttgart 2002

Konopka, P.: Krebs, Immunsystem und Ernährung – Ein Ratgeber für Patienten, WVG Wissenschaftliche Verlagsgesellschaft Stuttgart 2003

Strunz, U.: Forever Young. Gräfe und Unzer Verlag München, 1999

Strunz, U.: Die Diät. Wilhelm Heyne Verlag München, 3. Aufl. 2002

Strunz, U.: Frohmedizin. Wilhelm Heyne Verlag München 2004

Worm, N.: Diätlos glücklich. Systemed Verlag Lünen, 3. Aufl. 2003

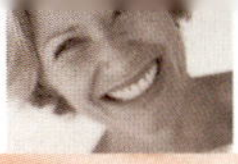

Sachwortregister

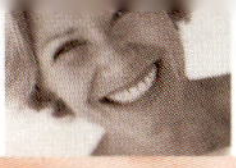

Wichtiger Hinweis

Die Ratschläge in diesem Buch sind vom Autor und dem Verlag sorgfältig erwogen und geprüft. Sie bieten jedoch keinen Ersatz für kompetenten medizinischen Rat. Jede Leserin und jeder Leser ist für sein eigenes Handeln selbst verantwortlich. Alle Angaben in diesem Buch erfolgen daher ohne jegliche Gewährleistung oder Garantie seitens des Verlages oder des Autors. Eine Haftung des Autors bzw. des Verlages und seiner Beauftragten für Personen-, Sach- und Vermögensschäden ist ausgeschlossen.

Bildnachweis

Antje Plewinski 122
Archiv Econ 116, 145
dpa Picture Alliance 80
Getty 5, 69, 90
Peter Konopka 5, 13, 21, 57, 72, 75, 77, 83, 93, 121, 160
Stockfood 94
Ulrich Strunz 160
Zefa 4, 10, 44

1. Auflage 2005
Econ ist ein Verlag der Ullstein Buchverlage GmbH
ISBN 3-430-15498-7

Umschlaggestaltung: init, Büro für Gestaltung, Bielefeld
Layout: Katharina Schweissguth
Gesetzt aus der Scala Serif und Scala Sans
bei LVD GmbH, Berlin
Druck und Bindung: Druckerei Uhl, Radolfzell
Printed in Germany

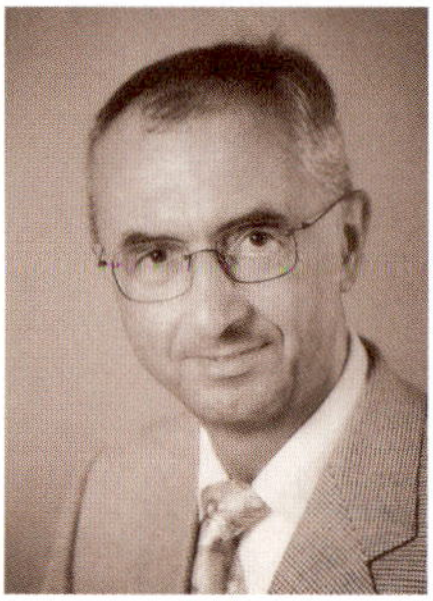

Dr. Peter Konopka, Jahrgang 1940, ist Internist, Sportmediziner und Yogalehrer. Er war viele Jahre Oberarzt im Zentralklinikum Augsburg, einem Krankenhaus der höchsten Versorgungsstufe. Außerdem war er zwölf Jahre Mannschaftsarzt der deutschen Rad-Nationalmannschaften der Straßenradrennfahrer und Querfeldeinfahrer bei insgesamt 16 Weltmeisterschaften. Schließlich war er selbst aktiver Radrennfahrer und setzte sich sehr intensiv mit den Möglichkeiten der Leistungsförderung durch richtiges Training und richtige Ernährung sowie der Regeneration nach Belastungen auseinander. Durch Radweltmeister Rudi Altig und seinen Trainer Karl Ziegler kam er zum Yoga. Nach seiner Ausbildung zum Yogalehrer unterrichtet er zusammen mit seiner Ehefrau Yoga und Entspannung in seiner eigenen Yoga-Schule in Augsburg. Seine Erfahrungen gibt er in Vorträgen, Seminaren und als Sachbuchautor weiter. Seine Bücher über Radsport und Sporternährung sind Bestseller. Außerdem hält er Vorträge und Seminare über Gesundheit und Fitneß sowie über Streßmanagement und Entspannung.
www.konopka-dr.de

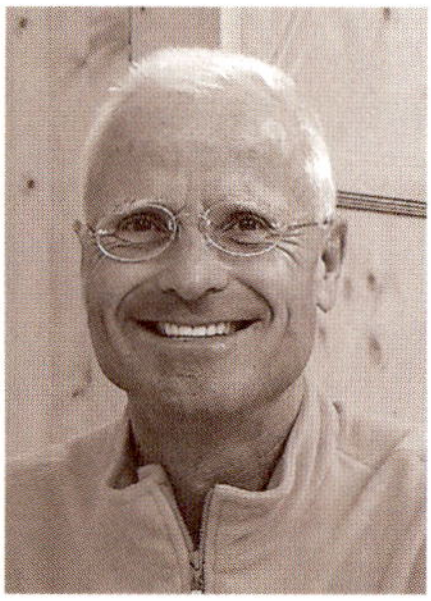

Ulrich Strunz, Jahrgang 1943, Internist und Orthomolekularmediziner, entwickelte das Forever-Young-Erfolgsprogramm für geistige und körperliche Höchstleistung. Über zwei Millionen »Forever-Young«-Bücher wurden verkauft. Er gehört in seiner Altersklasse zur Weltspitze der Ultra-Triathleten. In Vorträgen und Seminaren begeistert er Jahr für Jahr Zehntausende von Menschen – und führt sie in ein neues, gesundes Leben. www.strunz.com